JN081559

ナースのためのスキルアップノート

看護の現場ですぐに役立つ

周手術期看護のキホン

患者さんの手術への不安をやわらげる！

兒嶋 章仁 著

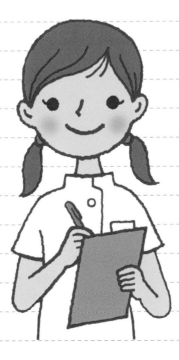

秀和システム

はじめに

　近年、様々な医療技術がめざましく進歩し、新たな手術方法、治療薬などの開発によって、より安全なもの、より低侵襲なもの、高度な先端医療、経済的負担が少ないものなど、患者にとって受けられる治療の選択肢は増加の一途をたどっています。

　一方、19世紀初頭に、わが国で初めて麻酔薬を用いた無痛手術が行われてから200余年、悪性腫瘍や重度の外傷の中には、いまなお手術によってのみ根治が望めるものも多く、安心で安全な手術療法を支える周術期看護の担う役割は、非常に大きなものであるといえます。

　手術とは、病気の治療や苦痛の緩和を目的として行われる治療の1つですが、標的となる病巣・臓器を切除すると同時に、生体の正常な組織にも切開や切除などの外科的侵襲や麻酔による侵襲を加えるため、それを受ける患者は、治療効果と共に痛みや合併症などのリスクを背負いながら回復過程をたどり、療養生活を送ることになります。

　また、臓器の切除によって、ボディイメージに変化を生じたり、その臓器がこれまでに担っていた機能が減退したり、喪失してしまうこともあります。さらに手術は、患者・家族にとって未知なる体験であることも多いため、「安心して手術に臨むことができ、合併症を起こすことなく、術後の生活に適応できるように援助すること」が周手術期看護の大きな目的であるといえるでしょう。

　本書は、周手術期看護に対して「経過が速くて理解が追いつかない」、「確認事項や観察項目が多くて緊張する」、「ドレーンやチューブの管理が苦手」などといった不安や悩みを抱える、初めて外科病棟に配属された看護師の方や手術室の新人看護師の方、そして、これから周手術期看護を学ぶ看護学生の皆さんが、周手術期看護への苦手意識を克服し、「周手術期看護って楽しい！」と思えるきっかけになることを願い、執筆しました。

　本書を手にされた方々によって、1人でも多くの患者さんとそのご家族が笑顔になられることを心から願っています。

　2020年6月

　　　　　　　　　　　　　　　　　　　　　　　　　　　　兒嶋　章仁

看護の現場ですぐに役立つ
周手術期看護のキホン

chapter 1 周手術期にある患者の特徴

chapter 2 手術前の看護

chapter 3 手術中の看護

chapter 4 手術後の看護

chapter 5　回復を促進するための看護技術

chapter 6　退院に向けての看護・継続看護

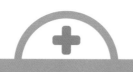

本書の使い方

　本書はchapter 1からchapter 6で構成されています。周手術期看護の基本を理解するために、細かい説明や理由は省略し、知っておくべき最小限の内容をわかりやすく説明しています。

chapter 1　周手術期にある患者の特徴

　周手術期に限らず、看護においては対象者の特性を知ることがとても重要です。周手術期看護では、術後観察や合併症が注目されがちですが、ここではまず、周手術期とはどのような時期か、手術を受ける患者・家族の特徴はどのようなものかについて理解しましょう。

chapter 2　手術前の看護

　周手術期の術前・術中・術後では、患者の状況とそこで必要となる看護は大きく異なると同時に、継続性や深い関わりがあり、それらを包括的に理解する必要があります。ここでは術前にある患者とその看護について理解しましょう。

chapter 3　手術中の看護

　手術療法を支えるために必要な知識や技術の習得は、手術室に勤務する看護師にとって欠かせないものであると同時に、術前準備の目的を理解し、継続して術後の看護を効果的に行うためにも重要です。ここでは、手術中の患者がどのような状況にあり、そこではどのような看護が行われているのかを理解しましょう。

chapter 4　手術後の看護

　手術侵襲がもたらす影響で、術後に最も気をつけなければならないのは「術後合併症」です。多くの合併症は、その原因や機序、起こりやすい時期などが概ね決まっており、それらを正しく理解する必要があります。予防と早期発見に努め、いかに合併症を起こさないか、進行を防ぐかということが術後の看護では重要です。

chapter 5　回復を促進するための看護技術

　看護援助は、基本的な技術が正しいものであることと同時に、患者ごとの状況に合った個別的なものであることが重要です。ここでは、術後の患者に対する看護援助について、援助の目標や方法、留意点を理解しましょう。

手術目的の入院においては、合併症や苦痛がなく安全・安楽に手術を終えられることが大きな目標である一方、退院が患者の最終ゴールではありません。退院後、術後の身体状況に合わせて新たな生活様式に適応し、できる限り従来のその人らしい生活を送るための支援方法について、早期から継続的に検討される必要があります。

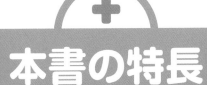

本書の特長

　周手術期の看護は、必須の分野でありながら、押さえておくべき知識や必要な技術が多岐にわたります。また、術後患者の経過は速く、手術目的の在院日数の短縮化が進む今日、周手術期看護に苦手意識をもつ看護師や看護学生の方は少なくないでしょう。

　本書は、「初学者にもわかりやすく」を合言葉に、周手術期看護を実践するうえで必ず知っておかなければならない内容についてまとめています。

　また、文中ではできるだけ平易な表現を用い、特に看護学生の皆さんには、周手術期の看護学実習において必携の一冊となるように心がけました。

　すでに多くの経験をお持ちの看護師の方、実践での応用や術式別の詳細な看護などについては、関連する専門書をあわせてご活用いただければと思います。

　本編では、周手術期を1つの健康の段階ととらえ、術前から術後への経過とその後の生活についても焦点をあてました。安全な手術はもとより、より長期的・継続的に手術後の社会復帰を支える看護について考えられるようになっていただきたいと思います。

　また、苦手分野を克服し興味をもって学習してもらえるよう、知っているとつい人に教えたくなるような話題にも触れていますので、もっと知りたい、知っておいてよかった、と今後も学習を続けられるきっかけにしていただけるのではないでしょうか。

この本の登場人物

本書の内容をより深く理解していただくために
医師、ベテランナース、先輩ナースから新人ナースへ、アドバイスやポイントの説明をしています。

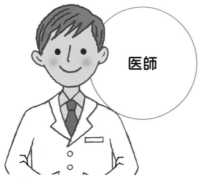

医師

病院の勤務歴8年。的確な判断と処置には定評
があります。

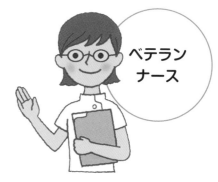

ベテラン
ナース

看護師歴10年。優しさの中にも厳しい指導を信念
としています。

先輩
ナース

看護師歴5年。身近な先輩であり、新人ナースの指
導役でもあります。

新人
ナース

看護師歴1年。看護の関わり方、ケアについて勉強し
ています。医師や先輩たちのアドバイスを受けて早
く一人前のナースになることを目指しています。

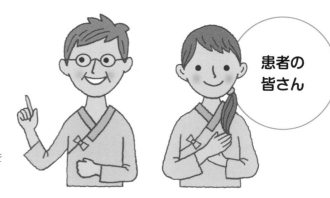

患者の
皆さん

患者さんからも、ナースへの気持ちなどを
語っていただきます。

chapter 1

周手術期にある
患者の特徴

∙∙∙∙∙∙∙∙∙∙∙∙∙∙∙∙∙∙∙∙∙∙∙∙∙∙∙∙∙∙∙∙∙∙∙∙∙∙

周手術期に限らず、看護においては
対象者の特性を知ることがとても重要です。
周手術期看護では、術後観察や合併症が注目されがちですが、
ここではまず、周手術期とはどのような時期か、
手術を受ける患者・家族の特徴はどのようなものかについて
理解しましょう。

周手術期の特徴

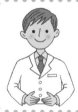

手術は治療であると共に身体への負担が大きいだけでなく、患者・家族にとって未知なる体験であることが少なくありません。そこで、適切な看護を提供するためには、周手術期およびその時期の患者の特徴を知っておく必要があります。

周手術期とは

病気やけがによって、手術による治療の必要性が生じたときから始まる、術前・術中・術後（急性期とその後の回復期）にわたる時期を**周手術期**といいます。ここでは、それぞれの時期によって対象者の心身の状況が大きく異なるため、置かれた状況の特徴をとらえ、その時期に合った目標を立ててそれを達成するための看護を行うことが必要になります。

手術は、治療や症状の緩和を目的として標的となる病巣・臓器を切除すると同時に、生体の正常な組織にも"手術侵襲"と呼ばれる通常の許容範囲を超える刺激（出血、感染、創傷など）を加えるため、それを受ける患者は、一時的に健康レベルを大きく損ねることになります。

つまり、言い換えると、手術は治療を目的として身体を傷つけているということにほかなりません。手術後は、この後に述べるような侵襲に対する生体反応と共に、恒常性（ホメオスタシス）などの人体の自然治癒力による回復過程をたどります。

そこで、術後の合併症をきたすことなく、よりよい回復を促進するための看護が重要です。ここでのよりよい回復の目標は、患者が少なくとも入院前と同等の生活を送ることができるということでしょう。病気を治療できても退院時に合併症が残存したり、ADL が低下したりすると、患者の予後や QOL に大きな影響を及ぼすことになってしまいます。

▼周手術期にある患者の健康レベルの変化

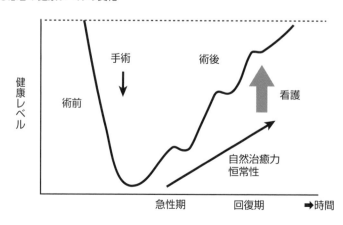

周手術期にある患者の心理的特徴

　手術を受ける患者・家族は、手術という未知の体験に対して不安や恐怖を覚えています。近年では、周手術期医療における入院期間が短縮化してきており、全身麻酔下での手術であっても、種々の術前診察と検査を外来で終え、手術前日に入院することも珍しくなくなりました。

　不安とは、きわめて抽象的な概念であり、限られた時間の中で手術を受ける患者・家族との適切な関わりをもつために、術前は、医療者と患者の信頼関係を築く機会でもあります。

　そのため、手術に臨む多くの患者がどのような心理状態にあり、どのようなことに不安を抱くのかをあらかじめ把握しておくことが有効であると考えられます。

「患者が心配すること」

・痛みと不快、真実を告げられていないのではないかという恐れ

・身体的イメージが変化すること

・身体に損傷（切除、切開、除去）が加わること

・死に対する恐れ、人生の計画の挫折

・麻酔によってコントロールされる恐れ

「手術患者の意思決定の特徴」

・危機的状況にある

・一度に複数の意思決定が必要である

・時間的制約がある

・意思決定範囲が不明確である

・援助を求めようとする意識が低い

対象者の特徴として、患者さんやご家族がどのような人で、どのような状況にあるのかに興味をもち、その人物と生活像をよく知ることが、看護の基本としてとても大切です。

ベテランナース

術前不安へのモデルや クリニカルパスの活用

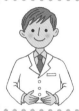

手術までの限られた期間で術前不安に対応するには、そこにある出来事の概念や一般性などを理解することも有効です。その際、いくつかの看護理論（中範囲理論が多く用いられる）やクリニカルパス、様々な尺度などが役に立ちます。

手術に対する不安へのモデル・理論の活用

予期できない出来事によって身体的・心理社会的に安定した状態が脅かされることを**危機**といいます。ここでは、病気やけがによってもたらされる健康障害や、手術とその後の身体の機能・形態の変化、今後の生活に対する不安や恐怖、心配などということになるでしょう。

とりわけ心理的危機とはどのようなプロセスであるのかを知り、危機的状態にある人との関わり方のヒントを得るために、いくつかの**危機モデル**やストレス・コーピング理論を参考にすることができます。

多くの手術は予定手術（待機手術）として、相応の時間をかけた意思決定と準備がなされており、心理的危機やパニック状態が顕在化することは、そう多くないかもしれません。

その一方で、救命のための緊急手術や、患者のパーソナリティに関わるボディイメージが手術によって大きく損なわれるような場合には、適切な介入が望まれます。

また、過大なストレスは術後疼痛の増大や術後せん妄を促進する要因になるなど、術後の回復を遅延させることにもなりかねません。よって、対象者がこれまでにどのような危機を経験し、どう対処してきたのかを知ることも、その人の強み（自己効力感）を活かした問題の解決を図るうえで、とても重要になるため、患者・家族とコミュニケーションを図りながら情報を得ておくとよいでしょう。

▼危機モデルとその特徴

危機モデル	危機プロセス	特徴
アギュララとメズイック	均衡状態➡不均衡状態➡均衡回復へのニード➡バランス保持要因の有無➡危機回避あるいは危機	系統的な問題解決過程の適用 危機あるいは危機回避に至る過程 バランス保持要因の重要性
フィンク	衝撃➡防衛的退行➡承認➡適応	マズローの動機づけ理論に基づく 危機から適応へ焦点をあてる 脊髄損傷患者を対象とした研究 ※例えば防衛的退行の段階では、現実志向の援助は控え、患者の訴えを傾聴し支持的な態度で接することがよいとされる
コーン	ショック➡回復への期待➡悲嘆➡防衛➡適応	突然の身体障害を受けた患者 障害需要に至るプロセス
キューブラー＝ロス	否認➡怒り➡取引➡抑うつ➡受容	死にゆく患者の心理的プロセス 死の受容過程

出典：黒田裕子：看護診断のためのよくわかる中範囲理論, 学研, 第4章, 表2を参考に作成

　人は、得体の知れないもの（ここでは手術という未知の体験）に対して不安を抱き、その対象がどのようなものであるかが明らかとなったとき、不安は恐怖へと変わるといわれています。術前の身体的問題を解決したり、必要な準備をすることはもちろん、患者が納得できるまで説明をし、十分に情報を提供すると共に、傾聴や共感、思いやり、気づかいといった姿勢（ケアリング）によって心理的準備状態を整えることも重要な看護であるといえます。

ジャニスの研究

　I.L.ジャニスは、術前不安の程度と術後疼痛などに対する順応性との間に関連があることを明らかにしました。

　その中で、術前に中程度の不安であった患者は術後の様々な状況に順応して情動障害を示すことがなかった一方、高度の不安を示した患者は術後に不眠を訴え、術後の処置に尻込みし過剰な恐怖を示し、軽度の不安であった患者も術後の処置を拒否したり、医療者に怒りをぶつけることが多かったと報告し、「術前にある程度心配しておくことが心理的準備状態をつくるために有効であること」を示しました。

　術前不安は、術前の学習や術後の回復に影響を及ぼすことがわかっていますので、不安の程度による反応の特徴にはどのようなものがあるのかを知っておくことが、術前にある患者の援助には必要であるといえるでしょう。

クリニカルパスの活用

医療の介入内容を一元化し、医療チーム（医師、看護師、コメディカルスタッフら）が、特定の疾患、手術、検査ごとに、共同で実践する治療・検査・看護・処置・指導などをまとめた治療計画書を**クリニカルパス**といいます。

看護ケアの統一化が図られるなどのメリットがあるほか、患者用クリニカルパスを用いることで、患者自らが治療計画を把握したり、術後の状態や回復過程を具体的にイメージしたりするのに役立ち、予期的不安を抑える手助けになります。

これらを活用することは、患者の回復意欲の向上や、術後の生活、社会復帰に向けた不安の軽減にもつながります。

▼患者用クリニカルパスの例

○○の手術を受けられる方へ

様　　歳　　　　担当医師：　　　　　受け持ち看護師：

月　日							
経過	入院 （手術前日）	手術当日 （手術前）	手術当日 （手術後）	術後1日目	術後2日目		術後7日目～
達成目標	・手術の必要性を理解し、手術に同意している。 ・手術前の準備ができている。		・血圧が安定する。 ・創部痛が軽減される。 ・ドレーンチューブから出血の増大がない。	・腸の動きが回復し、排ガス・排便がみられる。 ・創部痛が軽減し、病棟内を歩行することができる。 ・食事開始後に嘔気や嘔吐、腹部症状がない。			通院基準 ・食事摂取ができている。 ・発熱や傷の異常がない。 ・退院後の生活に不安がない。
治療・処置薬剤（点滴・内服）	・抗菌薬や絆創膏のテストをします。 ・中心静脈カテーテルを挿入する場合があります。	・手術までに排泄を済ませておいてください。必要時には、筋肉注射や浣腸をすることがあります。 ・持続点滴を開始します。 ・（　）時頃、手術室に出棟します。	・酸素マスクをしています。 ・持続点滴をしています。 ・痛みが強いときは、痛み止め（点滴または座薬）をします。 ・お腹にチューブが挿入されています。	・傷の確認をし、必要があれば消毒やガーゼの交換をします。 ・食事が開始されたら、点滴を抜去します。			・傷を確認し、異常がなければ半抜糸、翌日に全抜糸します。
検査	・レントゲン検査があります。			・血液検査があります。 ・レントゲン検査があります			・血液検査があります。 ・レントゲン検査があります。
活動・安静度	・制限はありません。		・ベッド上安静です。 ・術後3時間から体を起こすことができます。	・立位、歩行を開始します。 ・トイレまで歩行可能です。	・病棟内を歩行できます。		
栄養（食事）	通常の食事があります。 ・固形物は夕食までです。 ・水は24時まで飲めます。	・原則、禁飲食です。 ・手術前には、経口補水液を飲むことがあります。 ・許可がある場合のみ少量の水を飲むことができます。		・異常がなければ、水を飲むことができます。 ・状態に応じて、粥食から食事を開始します。			
清潔	・シャワーをしてください。（または、清拭をします。） ・必要時、除毛をします。			・看護師が体を拭きます。 ・陰部洗浄を行います。	・お腹のチューブが抜けたら、シャワーができます。		

排泄	・寝る前に下剤を飲みます。		・手術中から、尿の管が入っています。 ・手術当日はベッド上での排泄になります。 ・尿の管は、術後1日目に問題がなければ抜去します。		
教育・説明 (栄養・服薬)	担当医師により入院治療計画・手術の説明があります。 担当看護師により入院や手術についての説明があります。 麻酔科医師・手術室看護師の訪問があります。 手術の必要物品(別紙)を準備してください。	眠れないときには、睡眠薬を処方することができます。	担当医師から手術結果の説明があります。	食事開始時に看護師から食事に関する説明があります。 食事開始後に栄養士から栄養指導があります。	退院後の生活についてを説明します。 ・食事について ・体調の自己管理について ・規則正しい生活について ・今後の受診について

出典：日本医療マネジメント学会、一般財団法人医療情報システム開発センター(MEDIS-DC)の標準クリティカルパス作成ソフトを使用して作成。

手術を受けることになってから、怖いという気持ちや自分の身体のことであるにも関わらず、よくわからないことがたくさんあります。つい「先生にお任せします」、「あとはまな板の鯉」だと答えてしまいますが、内心は不安でいっぱいです。そんなとき、優しく声をかけてくれたり、わからないことはありませんかと確認をしてくれる看護師さんの存在は、とても心強いです。

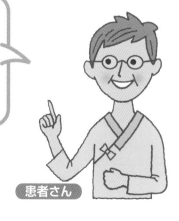

患者さん

予定手術（待機手術）と緊急手術

　一般に多くの手術は、定期的な診療や検査、診断を経て、決められた日時に入院し術前処置を行い、決められた日時に執刀されます。これを**予定手術**または**待機手術**と呼びます。これに対し、救急搬送や院内急変によってただちに行われる手術を**緊急手術**と呼びます。前者では、その必要性や経過をある程度の時間をかけて患者自身が受け止め、意思決定をし、十分な術前処置が施された後に執刀されるのに比べ、後者では時間的猶予が少なく、身体的にも心理的にも大きな危機を伴います。その結果、手術に対する受け入れや適応が困難となったり、標準的な術式であっても必然的に術後の合併症の危険性が高まるため、注意が必要です。

　緊急手術は、患者の生命を守るための救急処置としての手術や、患者の臓器の機能を維持または回復を第一優先とした手術です。ただちに手術を行う必要がある一方、患者の情報が少なく、生命兆候が不安定であることも多いため、様々な職種と協働しながら限られた情報から患者の状態を把握し、アセスメントを行い患者の安全性を確保する必要があります。緊急手術を要する疾患には、急性大動脈解離、くも膜下出血や急性硬膜下血種、絞扼性イレウスや消化管穿孔、緊急帝王切開などがあります。

chapter 2

手術前の看護

周手術期の術前・術中・術後では、
患者の状況とそこで必要となる看護は大きく異なると同時に、
継続性や深い関わりがあり、それらを包括的に理解する必要があります。
ここでは術前にある患者とその看護について理解しましょう。

手術に関する説明と同意

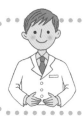

手術という心身に大きな影響を及ぼす治療を安心・安全に実施し、患者が主体的に療養生活を送るためには、患者自身が手術について正しく理解し、前向きに受け止められていることが重要です。

インフォームドコンセントと手術オリエンテーション

手術などの治療に際して、医師が病状や治療方針をわかりやすく説明し、患者の同意を得ることを**インフォームドコンセント**といいます。

手術に関する患者の意思決定には、患者が危機的状態にあったり、一度に複数の意思決定を求められたり、時間的制約もあるなどで、本人が混乱しかねないという特徴があります。そこで看護師は、患者・家族の権利を擁護・代弁し（アドボカシー）、患者自身が自分の権利を主張できるように支援します。

また、**手術オリエンテーション**は、患者・家族が術前から術後にわたる経過を理解し、手術に向けて身体的・心理的・社会的な準備状態を整える

ための支援的・教育的ケアとして行われます。患者・家族への情報提供のほか、手術までに実施しなければならない身体準備の説明や術後合併症の予防に必要な行動、情報収集、信頼関係構築のための重要な機会にもなります。こうした場面では次のようなことへの配慮が必要となります。

・思いを表現しやすい場を提供する。
・医師との対話を支援する。
・理解や認識を確認し、わかりやすい情報提供を行う。
・迷い、気持ちの揺れに寄り添う。
・患者の意向を尊重する。

術前訪問、術前診察

手術への不安・心配・脅威を感じることなく手術が円滑に進められるようにすることを目的に、手術室看護師が手術患者を事前に訪問し、出棟から手術開始までの流れなどを説明します。また、麻酔科医が麻酔に関する説明を行ったり、実際に手術患者と面会し身体状況を確認したりします。

こうした手術オリエンテーションや術前訪問は、手術前日に行われることが多くなっています。術前の患者と関わる限られた時間の中で患者・家族の心身の準備状態を把握するために、許可を得て、こうした場にも積極的に参加するとよいでしょう。

術前検査と耐術能の
アセスメント

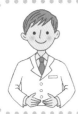

体力の低下した高齢者や複数の既往歴を抱える患者など、手術侵襲を受ける身体の機能や予備能力は患者によって千差万別です。より安全な手術のためのリスクを予測し、準備をするために、様々な術前検査によって身体状況を詳しく把握し、アセスメントすることが重要です。

安全な手術に向けて

　主な**術前検査**には、呼吸機能検査（スパイロメトリー）、胸部単純Ｘ線検査、心電図検査、血液検査（貧血、栄養状態、止血機能、代謝機能）、感染症検査などがあります。呼吸や循環、代謝など手術を受ける患者に備わる基礎的な機能や予備能力を検査し、安全に手術を受けることができるかどうかという**耐術能**を確認します。

　手術に関連した在院日数が短縮傾向にあり、特筆すべき既往歴がない場合は、全身麻酔の手術であっても手術前日入院が主となった近年、術前検査は外来で行われることがほとんどです。

　安全な手術に向けて、術前に集中的に血糖値コントロールをしたり、抗凝固療法の変更が必要な場合には、数日から１週間程度早く入院することもあり、入院時には、術前検査の結果も含め、診断から入院に至るまでの経過について把握しておく必要があります。

▼血液検査の主な検査項目

検査項目	検査の目的
Hb	酸素を全身に運搬できるかどうかを知り、手術部位の回復のために必要な酸素が十分に運ばれるかどうか判断する。
Ht	赤血球と血漿成分の割合を知ることで、血液が濃いか薄いか（貧血かどうか）を判断し、輸血が必要かどうか検討する。
赤血球	肺から全身の組織へ酸素を運ぶことができるか判断する。 赤血球が少ない（貧血）と、必要な酸素が全身に行き渡らず、手術部位の回復が遅延する可能性がある。
白血球	好中球、リンパ球、単球、好塩基球、好酸球の状態を調べ、細菌感染がないか、術後に感染が起こりやすいかどうかを知る。
出血時間	皮膚から出血した血液が自然に固まって止まるまでの時間を測定する検査。血液凝固の機能を調べ、術後、創部がしっかりと止血できるかどうかを知る。

検査項目	検査の目的
プロトロンビン時間	出血が始まってから肝臓でプロトロンビン（血液凝固因子）がつくられるまでの時間を調べ、抗凝固剤をどの程度使用したらよいかの指標にする。
血小板	血小板の数が少ないと、出血が止まりにくくなる。逆に、血小板の数が多いと、血液が固まりやすくなり、血栓症などをきたしやすくなる。それらのリスクの有無を知る。
血液型	輸血が必要になった場合を想定し確認しておく。
Na	ナトリウムは身体の水分量を調整する機能をもつため、ナトリウムが少ないと濃度を保つために血液から水分が抜け低血圧に、多いと血液量が増えて高血圧や浮腫になることがある。
K	カリウムは、神経や筋肉のはたらきを調節する機能をもつため、カリウムが少ないと神経が麻痺し、多いと不整脈などの症状が生じる可能性がある。
Ca	カルシウムは血液凝固因子を活性化させる作用があるため、止血に影響がないかを知る。
Mg	マグネシウムは神経や筋肉の正常な機能に必要。高マグネシウム血症の場合、筋弛緩作用が遷延する可能性がある。低マグネシウム血症は筋力低下やテタニー、心室頻拍に代表されるような致死的不整脈をきたす可能性がある。
血糖	高血糖では血流が悪い状態にある。手術で傷をつけることにより、血小板の血栓ができ、さらに血流が悪くなることで、血管の梗塞や閉塞を起こす可能性がある。また、低血糖では細胞内の活性材料が不足するので、意識レベルの低下（脳障害）がみられたり、細胞の新生が行われにくくなったりする。一方、高血糖状態では傷害期の異化が亢進するため、術後回復の遅延リスクが生じる。そのため、術前・術後の血糖コントロールが必要。
肝機能・栄養状態（TP, Alb, ChE, GOT, GPT, ICG, Bil, ALP, PSP）	栄養状態や代謝（エネルギーの産生と消費、細胞の活性と解毒など）が十分に行えるかどうかを調べる。特に低栄養状態では、術後の回復に必要なエネルギーが不足したり、術後感染症のリスクが上昇したり、創傷治癒が遅延するなどの影響がある。
腎機能（BUN, Cre, Ccr）	腎臓は、薬物代謝や電解質の維持、水分の排泄などの機能がある。腎機能が低下すると、薬物の代謝が遅れたり、低ナトリウム血症などの電解質異常をきたしたりするリスクが高くなる。また、水分を排出できなくなることで体内に余分な水が貯留し、肺水腫から呼吸不全をきたしたりするリスクも高まる。手術における様々な弊害がないかどうかを知る。
感染症	感染症の有無を調べ、医療従事者への感染を予防すると共に、手術のスムーズな進行（緊急性がなければ、感染症者は最終の手術とし、途中での手術室内の消毒処理などに手間をとられないようにする）を図るために行う。特に、梅毒、HBV、HCVの有無を調べる。

出典：大口祐矢：看護の現場ですぐに役立つ術前・術後ケアの基本, 秀和システム, P.14-15を参考に作成

血液検査では、それぞれの正常値や単位はもちろん、その値の推移が何を意味するのか、つまり、ある値が上昇または下降したときに体内では何が起こっているのかといったことや、また、ある値が異常値であったとき、手術そのものや術後の回復にどのような影響があるのかをとらえることが重要です。

例えば、栄養状態の悪い患者（とりわけ、たんぱく質・エネルギー低栄養状態：PEM）では、術後感染症や縫合不全のリスク、術創の創傷治癒遅延など術後の回復に悪影響が出ます。また、肉眼で見える出血はないにもかかわらずヘモグロビンがじわじわと低下するような場合には、ドレナージが適切に行われているか、全身の視診から貧血の兆候はないか、腹部の触診や画像検査から体内での出血が認められるような所見はないかといったように、あらゆる可能性について一つひとつ確認をすることが必要です。

呼吸機能の評価

手術を受ける患者は、全身麻酔による呼吸中枢の抑制、呼吸筋の麻痺、気道の分泌物の増加、気管支けいれんによる気道閉塞、気道分泌物による末梢気管支閉塞などによって呼吸器合併症を引き起こします。

全身麻酔の術後は、最大換気量が術前の40〜60％に減少し、酸素消費量は20％増大するとされます。これは、術後の呼吸は浅くなり、十分な換気が得られにくくなる中で、身体はより多くの酸素を必要としている状態だと言い換えることができます。

手術前から呼吸機能に異常がある場合は、術後の呼吸器合併症を引き起こす可能性がより高くなるため、呼吸機能を評価し、必要な訓練を実施・継続するなどして合併症の予防に努めます。

呼吸機能検査：スパイロメトリー

肺を通過する空気の量と速度を測定し、そのデータから肺活量、気流速度を算出することで換気能力を測定する検査です。

▼排気量分画

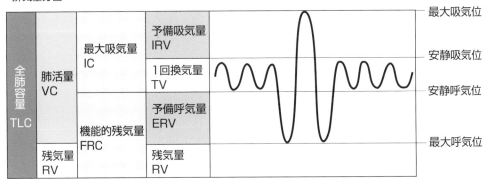

予測肺活量（年齢・身長などから予測される肺活量）に対する実測肺活量（その患者の実際に測定された肺活量）の割合を「%肺活量（%VC）」、最大吸気からできるだけ速やかに呼出したときの肺活量（努力肺活量）に対する最初の1秒の呼出量の割合を「1秒率（%FEV1.0）」と呼び、それぞれの測定値によって換気障害の状態を次のように判断します。

▼換気障害の分類

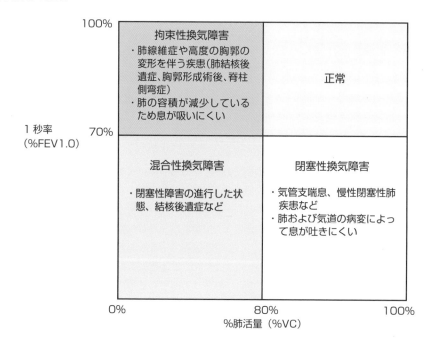

● **拘束性換気障害**
　%肺活量が80%以下である場合。肺実質もしくは肺周囲組織の変化によって、肺の拡張が障害されている状態で、主として肺のコンプライアンス低下による吸気の障害。

● **閉塞性換気障害**
　1秒率が70%以下である場合。気道内に抵抗が生じ、空気の呼出が障害されている状態で、主として気道の狭窄などによる呼気の障害。

● **混合性換気障害**
　拘束性換気障害、閉塞性障害両方が混在するもの。

循環機能の評価

手術を受ける患者は、循環機能の抑制や出血、過剰な輸液投与のために心臓にも大きな負担がかかります。また、心拍出量を増加させて組織の酸素需要の増加に応えようとする生体反応が起こるため、心血管系疾患の既往や高血圧、貧血などの異常がある場合には、循環動態に障害が生じやすくなってしまいます。

術前の検査において循環機能を把握し、それらをアセスメントして手術に備える必要があります。例えば高血圧を有する患者では、降圧薬を使用して血圧をコントロールし、合併症リスクの低減を図ります。

心血管系疾患の既往歴、内服薬の有無、日常の活動状況、自覚症状の確認に加え、実施された術前検査の目的と結果を正しく理解することが重要です。

循環機能の観察や検査には、血圧や心音の観察、胸部レントゲン検査、12誘導心電図検査、心エコー検査（駆出率や心筋収縮の状態、弁膜症の有無などを診る）、ABI（下肢動脈の狭窄や動脈硬化などを診る）などがあります。

▼胸部レントゲン検査

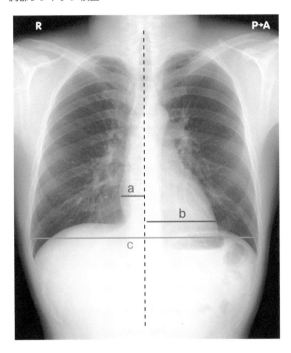

胸部レントゲン検査では、心臓の大きさや血管の太さ、肺に影がないかなどを調べ、心臓や肺に病変を疑う所見がないかを確認します。レントゲン検査では、空気は黒く、水は白く、骨はより白く写ります。例えば、心不全では心臓の陰影が拡大します。心拡大の判断には、心胸郭比（CTR＊）の算定が広く用いられています。

心胸郭比とは、胸部X線画像において、胸郭で最も幅の広い部分の長さと、心陰影の最も幅のある部分の長さの比のことで、上図では（a＋b）／c×100（％）として求めることができます。健常成人では、50％以下が正常の目安とされ、50％以上であると心臓が大きい**心拡大**と判断されます。

＊ **CTR** Cardio Thoracic Ratioの略。

▼心エコー検査

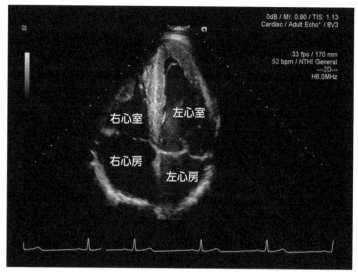

超音波を用いて、心臓からの血液の駆出状況
（ポンプ機能）、心筋の収縮状況、弁の開閉状況な
どを動的に確認することができます。

▼12誘導心電図検査

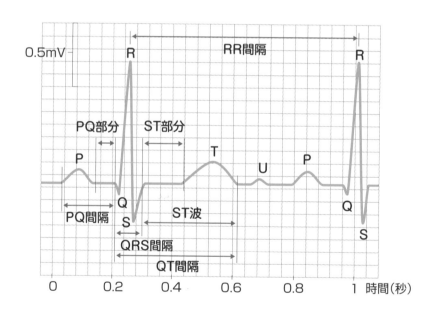

心電図検査の結果からは様々な情報を得ること
できますが、まずは正常心電図を正しく理解する
ことが大切になります。刺激伝導系と心電計の基
礎を復習し、次のようなことに着目して確認して
みましょう。

● 各波形の名称
・P波：心房の興奮過程
・QRS波：左右両心室筋の興奮
・ST部分：QRS波の終わりからT波の始まりまでの部分
・T波：ST部分に続いてみられる勾配がゆるやかな曲線の波。心室筋の興奮が消退していく過程を反映
・U波：T波に続いてみられることがある小さな波
・PQ間隔：P波の始まりからQ波の始まりまでの時間。心房の興奮の始まりから、それが房室接合部（房室結節、ヒス束）を通り心室筋の興奮が始まるまでの時間
・QT間隔：Q波の始まりからT波の終わりまでの時間。心室興奮の始まりから興奮が消退するまでの時間

● 正常心電図の確認ポイント
・各心拍でP・QRS・T・Uの各波が一定の周期で出ているか
・時間軸の異常はないか
　P波の幅：0.1秒以下、PQ 間隔：0.2秒未満、QRS波の幅：0.1秒未満など
・各波形の高さに異常はないか
　P波の高さ：0.25mV未満、Rの高さ：左室や右室の拡大、T波の増高や平低、U波の増高や陰性U波など
・各波形の形態に異常はないか
　各波形の陰性波や尖鋭増高・平低、2相性、デルタ波、異常Q波など
・ST（ST-T）に上昇や低下の異常はないか

● ABI＊検査
　ABIは、足関節上腕血圧比と呼ばれ、四肢（両手・両足）の血圧を同時に測定し、動脈硬化の程度を把握し、ASO（閉塞性動脈硬化症）など下肢動脈の狭窄を診断するために行われる検査です。
　手術患者においては、血管内操作や大血管の治療を伴う手術の術前検査、高血圧・動脈硬化の程度の把握と循環不全のリスク評価として有用であるとされています。
　ABIは、足関節最高血圧÷上腕最高血圧によって求められ、基準値や診断は、概ね次のようになります。

ABI	診断
1.3以上	動脈壁の石灰化を疑う
1.00〜1.29	正常
0.90〜0.99	境界域
0.89以下	下肢の血流障害・狭窄を疑う

＊ ABI　Ankle Brachial Pressure Indexの略。

過敏症テスト

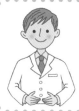

手術の際に使用される医療資材や薬剤などに対して過敏症（アレルギー）を示す患者がいます。その症状は軽微なものがほとんどですが、ときとして重篤になるケースもあるため、その有無をあらかじめ調べ、必要に応じて代替品への変更を検討します。

絆創膏（固定用テープ・ドレッシング材）テスト

絆創膏は基材と粘着剤からなります。基材は伸縮性、柔軟性、通気性、扱いやすさを、粘着剤は皮膚粘着力、通気性を、それぞれ確認します。皮膚トラブルを避けるため、あらかじめテストを行ったうえで、患者の皮膚の脆弱性や、使用部位・目的などに沿って使用するものを選択します。

▼絆創膏テスト

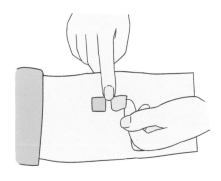 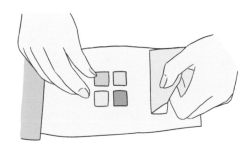

消毒薬テスト

医薬品による接触皮膚炎や薬疹の既往がある患者は、同じ成分や類似した成分を含む医薬品で同様の症状が出るリスクがあります。アルコールやイソジンなど、手術で用いられる消毒薬について事前に過敏性を確認し、必要に応じてテストを実施することがあります。

ラテックスアレルギーテスト

手術で使用する手袋などのラテックス製品に対する過敏性（ラテックスアレルギー）について把握します。**ラテックスアレルギー**は、天然ゴムに含まれるたんぱく質によって起こるアレルギー反応で、丘疹、腫脹、蕁麻疹、喘息、アナフィラキシーショックなどの様々な症状を引き起こす可能性があり、特に注意が必要です。

ラテックスアレルギー患者の半数近くで、ラテックスアレルゲンと交差反応性のあるバナナやアボカド、キウイ、クリなどの食物の摂取で蕁麻疹、アナフィラキシーが出現するとの報告があります。

入院経験の少ない患者はラテックスアレルギーを自覚していないケースも少なくありません。こうした患者とは、コミュニケーションを通して食習慣などの情報からその有無をうかがい知ることも可能です。

ラテックスアレルギーの新規発生とその症状誘発を予防するために、手術室および一般病棟、外来におけるラテックス製品を確認し、ラテックスを含まない代替品の使用などで接触皮膚炎を予防します。

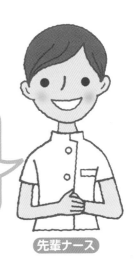

医療資材や薬剤による過敏症は、患者さんの病歴や生活歴によってその有無が不確かなことも多いため、関連する情報を広く聴取します。また、様々なテストによってそれを確かめた後、その結果を手術に関わるすべての医療者間で確実に共有することが、安全な手術につながります。

先輩ナース

手術に影響を及ぼす注意すべき既往歴

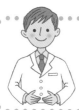

安全な手術を脅かす可能性があったり術後合併症のリスクが高い既往歴、身体状況について理解します。手術当日までにできる限りよい状態にコントロールしておくと共に、術後合併症の予防にも努める必要があります。

糖尿病

外科的侵襲はインスリン拮抗ホルモンの分泌とエネルギー不足を招くため、末梢組織での糖利用能の低下（術後に高血糖をきたす）と共に、脂肪とたんぱく質の異化が起こります。

免疫系の賦活化や創の修復には、これらの栄養が必要であり、インスリン欠乏状態、つまり高血糖状態では異化がさらに亢進するため、糖尿病の既往をもつ患者や術後の血糖コントロールが不良な患者では、術後感染症や縫合不全のリスクの増大、創傷治癒の遅延が問題となります。高血糖による感染リスクの増大について、もう少しかみ砕いて説明すると次のようになります。

・高血糖では好中球の貪食作用が低下するという特徴があり、免疫機能が低くなる。
・高血糖に伴う血管内皮の障害や動脈硬化によって血流が悪化し、酸素や栄養が十分に行き渡らない、あるいは好中球や抗生物質などの薬剤が感染部位に到達しにくい。
・血流の停滞によって好中球の数が減少し、はたらきが低下。免疫反応の機能が弱まってしまう。

こうした合併症のリスクを減らすためには、周手術期の血糖値は概ね150〜200mg/dL以下にコントロールする必要があります。

抗凝固療法

心筋梗塞や脳梗塞などを引き起こす血栓症の治療・予防として行われます。周手術期の患者では術中、術後の出血量の増加に注意が必要であるため、治療薬の投与中止を検討する必要があります。中止する場合には、原疾患の悪化にも注意が必要であり、患者ごとに抗凝固療法を行っている目的となる病態を理解しておく必要があります。

内服による抗凝固療法を行っている患者の服薬を手術に合わせて中止し、点滴薬（ヘパリン）に変更することを**ヘパリン置換**（または**ヘパリン化**）と呼びます。抗血小板薬・抗凝固薬の内服では効果の発現・消失に数日〜1週間程度を要するのに対して、点滴薬の場合は速やかであるため、抗凝固療法の中止期間を最小限にとどめることができます。

高血圧

　安全な手術において、術中の血圧管理は重要です。高血圧患者は、血圧の高い状態が常態化し、麻酔による血管拡張作用を受けやすい状態になっており、麻酔によって大幅に血圧が低下するなど、手術中に血圧の安定化を図ることが困難になります。

　さらに、手術直後には疼痛や様々な不快感によって交感神経が優位となり、急激な血圧の上昇がみられることがあります。これらのことは、術後合併症である循環不全や術中・術後出血の増加をきたす引き金となるため、降圧薬を用いて術前から術中・術後の血圧をコントロールする必要があります。

低栄養状態

　食欲の低下や疾患の進行などによる術前低栄養状態で手術に臨むと、術後感染や創傷治癒遅延を発生させる可能性が高くなります。

　また、筋力低下を伴うような際には、早期離床が適切に行えないなど術後の回復が遅延することにつながります。

　身長・体重や栄養摂取状態、血液検査データなどから栄養状態をアセスメントし、低栄養状態が著しい場合には、経管栄養や経静脈栄養によってそれを補う治療を行うことがあります。

肥満

　肥満患者では、点滴の静脈穿刺や硬膜外麻酔の穿刺、気管挿管、患者搬送といった処置の操作が難しくなるだけでなく、臥床時に胸部にかかる圧力が高いために呼吸器合併症を起こしやすい状態であるほか、手術創部の皮下に感染を起こす可能性が高くなるなどの影響があります。

　また、生活習慣に関連したその他の既往歴を持ち合わせている患者も少なくなく、注意が必要です。最も簡便な肥満の評価にBMI＊の算出があり、高度の肥満と認められる場合には特にその影響が懸念されます。

BMI ＝ 体重 (kg) ÷ 身長 (m)^2

評価	やせ	普通	肥満度 1	肥満度 2	肥満度 3	肥満度 4
BMI	18.5未満	18.5〜25	25〜30	30〜35	35〜40	40以上

＊ BMI　Body Mass Index の略。

高齢者

　人口の高齢化と共に低侵襲手術が発達し、高齢者の手術適応が広まってきています。加齢による身体機能の低下は代謝・排泄機能、免疫機能、認知・知覚機能、呼吸・循環機能、運動機能など多岐にわたり、老化はあらゆる周手術期の合併症のリスクとなる要素をはらんでいることになります。

　さらに、感覚機能の低下がみられる高齢患者については、手術に関する説明やコミュニケーションにも工夫と配慮をする必要があります。

▼加齢変化と周手術期の看護の視点

器官系	加齢による機能的変化	アセスメントの視点	周術期におけるリスク
皮膚・外皮系	・皮下脂肪の減少 ・汗腺減少と機能低下 ・毛細血管の衰え	・皮膚緊張と弾性低下、肌乾燥、しわ、たるみ ・体温	・創治癒の遷延 ・皮膚の脆弱化で絆創膏などでかぶれやすい ・皮下出血、褥瘡、神経圧迫による神経麻痺 ・代謝率の低下➡覚醒遅延、低体温
呼吸器系	・胸壁の可動性低下 ・肺の弾性低下 ・呼吸筋の筋力低下 ・酸素分圧の低下 ・繊毛運動／咳嗽反射低下	・肺換気量の低下 ・残気量の増大 ・息切れ、呼吸困難 ・補助呼吸の有無 ・咳嗽反射の低下	・術後無気肺 ・閉塞性換気障害 ・気道内分泌物貯留による上気道感染 ・誤嚥性肺炎
循環器系	・心拍出量低下 20〜30%減 ・血管の弾力性低下 ・血管壁の肥厚 ・末梢血管抵抗の増大 ・圧受容体の感受性低下	・循環時間の延長 ・腎・肝血流量の低下 ・浮腫、末梢循環不全 ・動脈硬化、高血圧 ・血圧調節機能の変化	・心不全兆候や心肥大 ・水分出納バランスの異常（尿量減少） ・深部静脈血栓症、褥瘡 ・出血量の増大 ・起立性低血圧
消化器系	・口腔：歯牙の脱落 　　　　味蕾の減少 　　　　咀嚼力の低下 ・唾液腺の機能低下 ・食道平滑筋の筋力低下 ・胃粘膜委縮による胃酸分泌低下 ・蠕動運動の減少	・残歯、義歯の確認 ・食欲の有無、塩分過剰 ・消化不良や偏食 ・口腔粘膜や舌の乾燥 ・嚥下困難や胸やけ ・吸収障害、食欲減退 ・便秘傾向	・麻酔時の義歯誤嚥・損傷 ・低栄養、電解質バランス異常 ・誤嚥、消化器系への負担（不消化便） ・易感染状態、嚥下困難 ・食事量の減少、水分摂取の減少（脱水） ・体重減少 ・麻酔、術前後の安静による便秘の促進
泌尿器系	・糸球体濾過率の低下 ・尿細管機能低下 ・膀胱括約筋の筋力低下 ・男性：テストステロン低下、前立腺肥大 ・女性：閉経、エストロゲン減少、膣の自浄作用低下	・夜間尿量の増加 ・低比重の尿、頻尿 ・薬物排泄能力の低下 ・失禁、残尿感、排泄困難 ・性欲減退 ・尿道狭窄による排尿困難 ・骨粗鬆症、動脈硬化のリスク ・膣上皮萎縮、脆弱化	・術中の大量輸液後の浮腫、不眠 ・1回の排尿量減少➡尿路感染 ・薬剤の副作用増大 ・排尿の苦痛から水分摂取の減少 ・膀胱留置カテーテル留置時の尿漏れ（固定液で調整可能） ・男性：膀胱留置カテーテルの違和感、カテーテル挿入困難 ・女性：不潔による膣トリコモナス感染

器官系	加齢による機能的変化	アセスメントの視点	周術期におけるリスク
運動器系	・骨・関節 　骨量の減少 　関節可動域の縮小 　関節液現象／軟骨の老化 　椎間板の退行変性 　（髄核委縮） ・筋 　筋線維の水分低下 　筋の弾性低下 　（握力低下は少ない）	・体重減少、骨粗鬆症のリスク ・柔軟性の喪失 ・変形の有無（円背含む） ・前傾姿勢、歩幅減少、転倒（身長の減少） ・脱水のリスク ・易疲労性、筋力低下 ・歩容の変化	・疼痛・安静からくる関節可動域の縮小・筋力の低下 ・麻酔施行時や術中の体位保持が困難（特に顎関節の拘縮は気管内挿管に影響） ・脊椎後傾への配慮（呼吸音の聴取、心尖が下方へ偏位） ・体形に合わない物の使用に伴う筋肉疲労（大きな車椅子、高いベッドや椅子など） ・歩行バランスの変化（前傾、すり足など） ・手術侵襲による体力消耗 ・寝具の重みによる疲労の増大 ・褥瘡
神経系	・神経細胞の減少 ・脳細胞の減少 20万個／日 ・神経伝達速度の低下 ・深部感覚の低下 ・渇中枢感受性低下	・記銘力低下 ・記憶力などの個人差 ・反射の減退（膝蓋腱反射） ・バランス保持能力低下 ・脱水傾向	・術前後の安静・禁飲食が守れない ・薬の飲み忘れ、持続点滴を忘れ逆流 ・環境変化への不適応 ・転倒、転落 ・脱水兆候（活気がない、皮膚の湿潤など）
感覚器系	・視覚：光反射の低下、水晶体の弾力低下・混濁、眼球を潤す細胞減少 ・聴覚：高音域の聴力低下、鼓膜の肥厚 ・嗅覚：嗅覚神経の萎縮	・暗順応の低下 ・老視、視力低下 ・眼球の乾燥 ・老人性難聴 ・会話認知能力低下（速い会話が理解しにくい） ・においの識別能力低下	・夜間の転倒、転落 ・不安の増大 ・眼精疲労から臥床傾向 ・情報不足による不安増大、孤立感（麻酔導入時、最後まで聴覚は保持され覚醒時は最初に反応するため、難聴の程度を把握） ・食欲への影響、異常に気づきにくい
その他	・ストレスに対する反応の低下 ・抗原抗体反応の低下	・不適応、うつ傾向 ・易感染状態	・術後せん妄、うつ傾向 ・易感染状態
薬剤	・薬剤代謝能力の低下	・多剤服用の可能性 ・拮抗作用の確認 ・副作用の増大	・麻酔覚醒状況、覚醒遅延（1時間以上） ・薬剤の効果延長と副作用の増大（体重を考慮した処方）

出典：堀内ふき ほか：ナーシング・グラフィカ 老年看護学2 高齢者看護の実践，メディカ出版，P.253（表3-5）

　既往歴については、その有無と治療状況に加えて、原疾患や治療、とりわけ手術と術後の回復過程にもたらす影響について十分にアセスメントすることが重要です。

手術患者の高齢化と周手術期看護の現状

　近年の健康寿命の延長、高齢社会の進行により手術を受けられる高齢者が増加し、80〜90歳代の患者が全身麻酔で手術を受けることも珍しくなくなりました。かつては年齢を理由に根治的な手術を断念せざるを得なかった高齢患者に手術適応が広がり、手術患者が高齢化したことによって、看護学の専門分野では、成人看護学および老年看護学の対象領域をもはや対象者の発達段階では区別できなくなったと感じています。

　しかし、加齢によって身体機能・予備能力が低下し、種々の基礎疾患を抱えている高齢者にひとたび合併症が発生すると、連鎖的に重要臓器が機能不全に陥る危険性があることは、周手術期における重大な事実です。周手術期看護の目標を達成するためには、高齢者に限らず手術患者の発達段階における心身の特徴をよく理解しておくことが重要です。

　加齢による機能的変化とアセスメントの視点、周手術期におけるリスクについては前述のとおりですが、その他にも高齢者では、長年のゆるぎない価値観が術後の行動変容の障壁になったり、術後に必要なセルフケアの自立が困難となることもあります。このような場合には、いかにしてそれを理解してもらうか、あるいは理解が不十分でも必要最低限の適切な行動が身につく方法はないかといった検討を重ね、代行・支援するキーパーソンや活用可能な社会資源についてアプローチすることも重要になるでしょう。

術前訓練

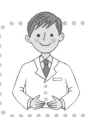

術後の苦痛や合併症を予防し、清潔野を展開した無菌操作など特殊な環境で行われる手術が安全・安楽であるためには、術前に適切な訓練や処置を行うことが重要です。

術前訓練

術後の合併症を予防するためには術前の全身状態を把握し、合併症を起こさないように術後に必要となる患者自身の行動の訓練に術前から取り組む必要があり、これを**術前訓練**といいます。深呼吸や咳嗽（排痰）の訓練、体位変換や離床の訓練、ベッド上での含嗽や排泄の訓練などが広く行われていますが、特に高齢者では短期間でも筋力の低下・関節拘縮が起こりやすいため、下肢の運動法なども練習しておくとよいでしょう。

術後にチューブが装着されたり疼痛を抱えたりしながら新たな行動を試みることは難しいため、術前のうちから手術創の位置を確認しつつ実践するなど、術後の状態をイメージしながらその準備を整えておくことが重要となります。

手術前日までに行う準備

●禁煙

喫煙者は、呼吸機能の低下や気道分泌物の増加、末梢循環の悪化によって、術後の呼吸器合併症のリスクや創部感染症のリスクが非喫煙者に比べて高くなるため、術後合併症予防のためには、できるだけ早い段階での禁煙が必要となります。

喫煙には、こうした術後合併症のリスクの増大だけでなく、人体に多くの悪影響があり、とりわけ発がんリスクに関しては**ブリンクマン指数**（1日の喫煙本数×喫煙期間の年数）が広く用いられています。

手術に関連した呼吸器系への影響としては、気道分泌物の増加、繊毛運動の低下、血中一酸化炭素濃度の上昇（軽度の低酸素状態）、気道の狭窄などがあります。

また、血流が悪化し、手術創などに十分な酸素や栄養が供給されなければ、術後感染が起こりやすくなったり、創傷の治癒が遅延したりします。術後の合併症リスクを増大させないためには、少なくとも術前概ね1か月程度の禁煙を推奨するものが多いほか、術前8週間の禁煙で呼吸器合併症の発生に有意な差があったとの報告もありますが、いずれにせよ、できる限り早期の禁煙が望まれます。

▼禁煙の効果

術前6か月以上	：免疫力回復
術前6週間以上	：気管支の繊毛運動回復
術前1～2週間	：タバコによる痰の減少
術前数日～1週間	：ニコチンの血中濃度低下、心血管系の負担軽減
術前10時間以内	：一酸化炭素の血中濃度低下、酸素運搬能上昇

出典：天羽敬祐・岡元和文編（2004）：これだけは知っておきたい周手術期ケアQ&A（ナーシングケアQ&A 1），総合医学社を参考に作成

● 呼吸訓練

手術後は、様々な侵襲によって全身の酸素需要が増大するうえ、麻酔の影響によって呼吸は浅くなり、創部痛のために効果的な呼吸や咳嗽が困難となるため、こうした術後の状況を想定した訓練を実施します。

● 深呼吸法

呼吸法には、大きく分けて**胸式呼吸**と**腹式呼吸**があります。胸式呼吸は、胸部、頸部、肩の筋肉を使って呼吸を行い、腹式呼吸は横隔膜を意図的に上下させることによって、胸腔内に空気を引き込みます。

最も大きな呼吸筋である横隔膜を意図的に動かして行う腹式呼吸のほうが、胸式呼吸よりも効果的に換気を行うことができるとされていますが、腹部に手術創などがある場合には、創部を押さえて支持し、胸式呼吸で補うなど患者の術式に合わせた方法を検討する必要があります。

● 排痰法（咳嗽訓練）

術中・術後は、気管チューブの刺激や気道繊毛運動の低下によって気道内分泌物が増加します。また、呼吸が浅くなり創部などの疼痛によって、ときとして分泌物の排出や十分な呼吸が難しくなります。そのため、効果的な咳嗽をすることで分泌物を喀出し、気道の清浄化を図り無気肺などの呼吸器合併症を防ぐことが重要です。

▼排痰法（ハッフィング）

ハッ
ハッ
ハッ

創部を保護しながら、ゆっくり大きく息を吸う

小さく複数回にわけて続けて咳をする

● **呼吸・排痰訓練の例**

・緊張を緩和したセミファウラー位や側臥位などの安楽な体位で実施する。

・術後は創部痛があるため、創部を両手で支持し、その人に合った苦痛の少ない方法を考慮する。

・ゆっくりと十分に息を吐ききる。

・腹部や創部など身体にあてた手で吸気を感じながら、鼻から深く息を吸う。

・吸気よりも長く、できるだけ時間をかけてゆっくりと完全に息を吐き出す。

・腹式呼吸を行う場合は、呼吸の邪魔にならない重さのタオルなどを腹部に乗せ、その上下を目で確認しながら行うと、意識的に腹式呼吸を行うことができる。

・1回あたり10呼吸、術後は1日に3〜5回程度を目安に実施する。

・咳嗽は一度の吸気を小さく複数回に分けて続けて咳をする（ハッフィング）。

● **器具を用いた呼吸訓練**

深呼吸法や咳嗽訓練のほか、インセンティブ・スパイロメトリーなどの器具を用いて行う呼吸訓練もあります。近年では、ルーティンで行われることは少なく、呼吸機能検査などでハイリスクと判断された場合に実施されることがほとんどです。こういった器具では、一定の速さでゆっくりと持続的に最大吸気まで吸入したり、呼気時に抵抗を加えて呼気時間を延長し、残気量を減らしたりして、呼吸筋のトレーニングを行うことができます。

● **術後の早期離床に向けて**

術後は、術中（場合によっては術前）から治療上必要な臥床状態をとり続けることで、褥瘡の発生や循環不全、腸管運動の低下の危険性があります。したがって、術後の全身状態が安定した後は早期に仰臥位から側臥位への体位変換や、翌日からの立位・歩行訓練を行う必要があります。術後の離床については後に述べますが、術前には、術後に無理なく体位変換を行う方法や、ベッド柵を利用した創部痛を増強させない起き上がり方などについて患者と共に考え、共有しておくことが必要となります。

▼インセンティブ・スパイロメトリー

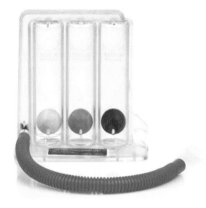

術前処置

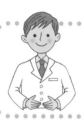

術前処置は、術後感染や消化器合併症のリスクを軽減したり、円滑な手術の妨げとなる要因を除去するなど、より安全に手術が行われるために実施されます。

手術前日の準備

全身の清浄化：皮膚の準備、感染予防

● 入浴・シャワー浴

皮膚の常在菌を可能な限り減らし、清潔保持と感染予防、手術時の消毒効果を高めることを目的とします。患者の状況によって入浴やシャワー浴が難しい場合は、全身清拭などを行います。

● 除毛・剃毛

体毛に付着している細菌や汚れを除去することで手術部位の消毒が確実に行われるようにし、脱落毛が術野に混入することを防ぎます。かつては剃刀を使用し剃毛を行っていましたが、皮膚に見えない傷をつくり皮膚のバリア機能を低下させ、剃刀でできた傷に細菌が付着し増殖する可能性があるため、近年では広範囲の剃毛は行われなくなりました。術野の確保が必要な場合は、除毛クリームや電動クリッパーなどを用いて除毛を行います。除毛が必要かどうか、また、その範囲についてはその都度、執刀医に確認する必要があるでしょう。

● 臍処置

腹部の手術で、臍周辺に切開を加える場合に実施されます。日常生活の保清の中で見落とされやすい部位であるため、患者が納得して処置できるように説明をした後、オリブ油（オリーブオイルを精製した医薬品）などを使用し、垢を柔らかくして綿棒などで拭い取るようにして行います。

● 爪切り

爪の先や爪の間の細菌を減らし、創部に触れた際などに感染する機会を減らします。また、爪が伸びていると患者が麻酔覚醒直後などに無意識に自身を傷つけてしまう可能性があります。マニキュアなどは術中の観察やモニタリングの妨げとなるため、必ず除去しなければなりません。残したままだと、パルスオキシメーターによる経皮的動脈血酸素飽和度（SpO_2）が正確に測定できなかったり、チアノーゼの発見が遅れてしまう可能性があります。

● 消化管前処置

　一般的な全身麻酔の手術の場合は、手術前夜に下剤を内服し、当日朝に浣腸 (主に消化管の手術の場合) が行われます。

　消化管手術の場合は、消化管の内容物が術野に流出して汚染することを防ぐ必要があり、また、術後は麻酔に伴い腸管運動が抑制されるため、大腸内に残留物があると、術後イレウス (腸管麻痺) を引き起こす原因となってしまいます。さらに、大量の腸管ガス (メタンガス) は、電気メスの使用によって爆発を起こす危険性があります。そのため、術当日には消化管前処置の効果として必ず排便の有無や性状を確認し、腸管内の状況を把握する必要があります。

● 禁飲食と内服薬の変更

　消化管の浄化と共に、麻酔中の胃内容物の誤嚥を防ぐため、術前日の決められた時間以降は絶食・絶飲とする必要があります。全身麻酔の場合、概ね手術前日の夕食後または21時頃以降から固形物は禁食、24時以降は水分も禁止することが多いです。

　近年では、術前輸液と同成分の経口補水液の摂取が手術数時間前まで許可されることが増えてきています。手術開始時間や術式によって指定の時間は異なりますが、確実に実施されるよう徹底するため、患者ごとの禁飲食指示をよく確認しておきましょう。また、常用の内服薬については、静脈注射への変更や例外的に手術直前まで内服を継続する場合もあり、医師の指示を確認する必要があります。

● 心身の休息

　術前日は不安や緊張が強く、十分に時間をかけて患者の訴えを傾聴しましょう。また、十分な睡眠が確保できるように環境を整備し、状況に応じて就寝前には入眠剤の服薬を考慮します。

マニキュアを除去する理由とパルスオキシメーターの仕組み

　パルスオキシメーターは赤外線と赤色光によって動脈を流れる酸素化ヘモグロビン (ヘモグロビンの中でも赤色が顕著なもの) の割合を測定しています。よってマニキュアなどが残った状態や指先の末梢循環がきわめて悪いような状態では正確に測定することができません。

　また、一酸化炭素ヘモグロビンも鮮やかな赤色をしているので、火災などで受傷した一酸化炭素中毒患者や喫煙直後の患者などでは、経皮的動脈血酸素飽和度 (SpO$_2$) は必ずしも体内の動脈血酸素分圧 (PaO$_2$) を正確には反映していないため注意が必要です。

手術当日の準備

● 浣腸の実施

前日の下剤服用以降の便の性状を確認し、十分に排泄がされていないようであれば必要に応じて浣腸を実施します（消化管の手術などで特に必要な場合）。特に必要のない手術や、頭蓋内圧に影響を与えるなどの理由で禁忌となる場合もあるため、患者ごとに実施の確認をする必要があります。

● 術直前の全身状態の確認

現在の患者の状態が安全に手術を実施できる状態かどうか最終的な確認を行います。バイタルサインの測定、症状の観察、禁飲食の厳守、夜間の休息状況、排泄状況、内服薬の有無などについて確認、聴取します。前日までの経過と比較し、新たな変化がないか注意しましょう。

● 術衣への更衣

術衣への着替えを行います。以前は下着を脱ぎ、術衣1枚になることもありましたが、最近では手術室への歩行入室が増え、手術室内で麻酔導入後に医療者が除去することが多くなっています。この際、私物や持参物品については手術室看護師に引き継ぎを行い、紛失などがないように注意します。

● 弾性ストッキングの着用

術中の長時間同一体位、術後安静臥床による静脈還流の悪化、深部静脈血栓症の発症を防ぎ、さらには肺塞栓症をひき起こさないために、術衣への更衣と共に弾性ストッキングを着用します。

● 装飾品など身の回り品の除去

感染や身体損傷を予防し、気管内挿管などの処置の妨げとならないよう、アクセサリー、眼鏡、補聴器、義歯などは出棟前に除去しておきます。ただし、歩行入室の際の眼鏡や補聴器については、手術室看護師と病棟看護師の申し送り時や手術室入室時など手術直前まで着用することも可能です。貴重品については、家族に持ち帰ってもらうなどの配慮も必要です。

● 麻酔前投薬（プレメディ：Premedication）

麻酔導入前に実施される薬物投与のことを麻酔前投薬といい、主に不安や緊張の緩和、麻酔導入時の呼吸・循環の安定化を目的に実施します。病棟で投薬を行う場合には、投薬前後のバイタルサインに変化がないかを確認します。近年では病棟での麻酔前投薬は稀になりつつあります。

● 家族への対応

手術患者の家族は多くの場合、手術当日は時間外であっても患者と面会できるように配慮され、出棟時には手術室入口まで患者と共に移動することも可能です。患者・家族の緊張を緩和する一方、家族には手術中、手術待合や病室など所定の場所での院内待機を確実にしてもらいます。長時間の手術の場合は、連絡先を再確認し、食事などは交代でとってもらうなど、手術予定に変更が生じた場合にはいつでも連絡がとれる状況を整えておくことも重要です。

手術室看護師への引き継ぎ（申し送り）と入室時の確認

　手術前の看護と手術中の看護は、通常、異なる看護師が担当します。安全な手術のためには術前の患者の状態や準備の状況について情報を共有し、継続的に看護が行われることが重要です。病棟−手術室看護師間の引き継ぎの場では、概ね次のようなことについて申し送りを行います。

・患者の本人確認
・手術、麻酔、輸血の同意書
・最終バイタルサイン
・術前処置の実施状況と結果
・血液型と輸血準備の有無、単位数
・感染症の有無（特に梅毒やHIV、HCVなど）
・既往歴や合併症（糖尿病、高血圧など）の有無と服薬・入院後のコントロール状況
・禁忌事項やアレルギーの有無と内容
・持参物品（カルテ、衣類や義歯、眼鏡などの身の回り品、指示された薬剤など）

安全な手術のためには、患者の状態などの情報を共有することが重要です。

ベテランナース

MEMO

chapter 3

手術中の看護

手術療法を支えるために必要な知識や技術の習得は、
手術室に勤務する看護師にとって欠かせないものであると同時に、
術前準備の目的を理解し、継続して術後の看護を
効果的に行うためにも重要です。
ここでは、手術中の患者がどのような状況にあり、
そこではどのような看護が行われているのかを理解しましょう。

手術室入室時の看護

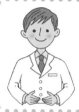 ここまでは、手術という侵襲的な治療を受ける患者の特徴と、手術に対する心身の準備について述べてきました。ここからは手術室の中で行われている手術中の看護と手術侵襲の実際について、まずは手術室への入室からみていくことにします。

手術室入室時の患者確認（患者の本人確認）

入室する患者の本人確認には、必ず複数の医療チームのスタッフが立ち会い、患者自身に氏名・年齢を告げてもらいます。**ネームバンド**による照合、確認なども行われるほか、ネームバンドは手術をする側の上肢に着用する、患者には氏名と共に予定されている手術部位を述べてもらう、事故防止マニュアルを作成するなど、患者の取り違えや手術部位の間違いを防止する工夫がなされています。

患者の入室時には、患者と面識のある術前訪問を行った看護師がこれらを行うことによって、手術直前の緊張を緩和することが期待できます。手術室における看護は、安全性が確保された環境の中で、入室してきた患者の不安や緊張を緩和することから始まります。笑顔での挨拶を心がけるほか、ストレッチャーや手術台への移動の際にスキンシップケアを図ることで、不安緩和の目的だけでなく、患者の緊張度や体温の把握にも役立ちます。

小さな気づきと"報・連・相"

Nurse Note

手術患者さんの本人確認では、「患者さん自身の口から名前、年齢を告げてもらうこと」に努めています。これは、これから手術が始まる患者さんの不安や緊張が強い場面で、間違いを減らすための工夫です。また、少しでもおかしいと感じたことは、恥ずかしがらずに先輩や周囲のスタッフに報告・連絡・相談をするように心がけています。

患者確認の重要性を再認識させるきっかけとなった 患者取り違え事故

1999年1月、某大学病院で2件の手術が予定されていました。患者Xは74歳。重度の僧帽弁閉鎖不全症に対する僧帽弁の形成術または人工弁置換術を予定していました。一方、患者Yは84歳。右肺上葉に腫瘤が発見されていたことに対する開胸生検、右肺上葉切除、リンパ節郭清術を予定していました。

手術当日、病棟－手術室看護師間の意思疎通が不十分で、手術室入室前に患者XとYの取り違えが発生します。病院では、術前に担当者間での役割分担などについての打ち合わせやリストバンド着用などの措置が徹底されていませんでした。

Xの心臓手術を担当するA麻酔医は、手術室において「Xさん、おはようございます」、「点滴しますよ」などと声をかけ、それらに対してYがうなずいたことから、それ以上の患者確認を行いませんでした。

Aは、患者のヘアキャップからのぞく白髪がXの身体的特徴と異なることや、肺動脈圧が正常値であること、エコー検査の画面で僧帽弁の異常がないことなどから、患者がXかどうか疑問を抱

き、周囲の医師に不審点を述べ、主治医らによる確認を求めましたが、明確な判断はなされませんでした。その間、病棟へも問い合わせがされましたが、Xが手術室に降りていることが確認され、主治医も「この胸の感じは患者Xである」などと述べたこともあり、それ以上の確認は行われませんでした。

この間の事情を知らないB執刀医は、所見の著変に疑問をもちましたが、手術を中止せず、逸脱のない僧帽弁を二度にわたって縫合するなどし、Xに対して行うべき手術をYに対して完了させました。

一方、Yが運ばれているはずの手術室にはXが運ばれ、同様にC麻酔医が不審点に気づいたものの深く疑わず、D執刀医は心疾患のXを肺疾患のYと思い込んだうえで開胸生検などを実施しました。結果、腫瘤の発見には至らず、肺の裏側にあった嚢胞を切除して手術は終了しました。

この事件に対し、病院の医師や看護師らが、業務上過失傷害の疑いで起訴されました。

column

医療事故の防止対策とハインリッヒの法則

近年、医療の多様化に伴い、医療従事者に求められるスキルが複雑化してきており、安全な医療を提供するためには医療チームの密な連携が不可欠となっています。医療事故の原因には医療従事者の過失（ヒューマン・エラー）によるものも多く、事故を防止するためには「人間」の特性を理解して「なぜ間違えたか」、「どう防ぐか」を考えることが重要です。ハインリッヒの法則は、1件の重大な事故の背後には29件の軽微な事故と300件の異常（ヒヤリ・ハット）が存在しているとするものであり、事故の防止には些細な気づきを軽視せず、その背景を精査することが大切です。

身体侵襲と生体反応

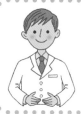

一般的に、身体を傷つける行為や出来事を**侵襲**と呼びます。ここでは、手術によって受ける**手術侵襲**とそれに対する人の生体反応とはどのようなものかを、もう少し具体的にみていきます。これらを理解しておくことが、術後の看護を行ううえでもとても**重要**になります。

 ## 手術後の回復過程

手術・麻酔による侵襲に対する生体反応の経過を示す代表的なものとして、**ムーアの分類**(Moore, F.D., 1950) があります。術後の内分泌・代謝系の変動の推移と臨床反応を4相に分類して説明しており、第1相(傷害期:術中から2〜4日)は特に、その変化や反応が大きい時期になります。この第1相は、いわゆる術直後の状態でもあり、こうした変化をとらえ、術後の観察を行うことが重要となり、また、術後合併症の理解にもつながります。

▼手術後の回復過程 (ムーアの分類)

	第1相:傷害期 injury	第2相:転換期 turning point	第3相:筋力回復期 muscular strength	第4相:脂肪蓄積期 fat gain
	手術 →			
持続時間	術中から2〜4日	傷害期後1〜3日	転換期後数週間	筋力回復後
内分泌系	副腎系亢進:アルドステロン、コルチゾールなどの分泌亢進 ADH亢進:体内水分貯留を助長	副腎機能の正常化 利尿期:水分バランスの正常化		
代謝系	たんぱく異化亢進 尿中窒素排泄増加:負の窒素平衡	たんぱく代謝異化から同化へ 尿中窒素排泄減少:正の窒素平衡へ移行	たんぱく合成 窒素平衡の正常化	
臨床反応	体温軽度上昇、頻脈、腸蠕動停止・微弱、無関心・無欲求	体温・脈拍の正常化、腸蠕動回復、食欲が出る、周囲への関心が出る	日常生活の正常化	女性では月経が再開するなど性機能の正常化

出典:雄西智恵美著, 雄西智恵美・秋元典子編, 周手術期看護論, 表Ⅱ-1, ヌーヴェルヒロカワ, 2014年

●第1相：傷害期

異化期と呼ばれることもあり、術中から数日間（2～4日程度）継続します。神経・内分泌系の反応が中心となる時期で、これらは体内で分泌されるホルモンの作用によるものです。

●第2相：転換期

異化期（第1相）から同化期（第3相）へと転換していく期間で、術後3日目前後から1～3日間継続します。第1相で生じた神経・内分泌反応が鎮静化し、水・電解質平衡が正常化していく時期です。体内のサードスペースに貯留していた水分が体循環系に戻り、ナトリウム（Na）と過剰な水分が尿となって排出されます（リフィリング：refilling）。手術侵襲が大きければ大きいほど転換期の訪れは遅れ、第1相が遷延します。

●第3相：筋力回復期

同化期とも呼ばれる時期で、たんぱく質代謝が同化傾向となり、筋たんぱく質量が回復してきます。手術侵襲の程度によって2～5週間程度持続します。つまり、多くの患者はこの時期に退院を迎えることになるため、回復過程の途上にありながら必要な療養や自己管理、セルフケアの方法を身につけてもらうことが重要になります。

●第4相：脂肪蓄積期

第3相の後で数か月継続し、筋たんぱく質の合成が進むと共に、脂肪が蓄積されていきます。

人には、内的・外的環境変化に対して、内部環境を安定した状態に維持する恒常性（ホメオスタシス）という特性があります。手術により通常の許容範囲を超える刺激（侵襲：出血、感染、創傷など）が加わって安定状態が大きく乱された緊急時に、生命を維持し、安定状態を回復するための生体反応として、神経・内分泌系の反応と炎症反応があります。

▼手術侵襲に対する生体反応

手術

侵襲

直接的な要因：組織損傷、身体臓器・組織の喪失、出血、体液喪失、脱水など
間接的な要因：疼痛、絶食、不安・恐怖など

生体反応
＜神経・内分泌系反応＞
　視床下部—交感神経—副腎髄質系（カテコールアミン）
　視床下部—下垂体—副腎皮質系（ACTH、GH、ADHなど）
　腎・副腎皮質系（レニン、アンジオテンシン、アルドステロン、コルチゾールなど）
＜炎症反応＞
・局所反応
・全身反応

臓器・代謝系の変化

出典：雄西智恵美著, 雄西智恵美・秋元典子編, 周手術期看護論, 図Ⅱ-1, ヌーヴェルヒロカワ, 2014年

手術侵襲による刺激は、視床下部に伝達され、遠心性自律神経を介して交感神経や下垂体前葉、副腎などを賦活化し、様々なホルモンが分泌されます（神経・内分泌系の反応）。その主な作用は、生命維持と全身状態の安定化を図るための循環動態の維持（血管収縮、体液保持）、および血糖値の上昇（糖新生）です。

▼手術侵襲による神経・内分泌系反応

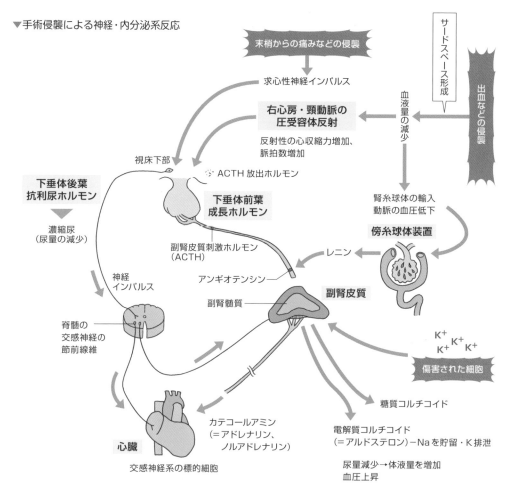

出典：竹内登美子：術中／術後の生体反応と急性期看護, 医歯薬出版, P.82, 図4-1, 2017年

▼神経・内分泌反応に関与するホルモンと主な作用

ホルモン	主な作用
成長ホルモン：GH	糖新生を促進（血糖上昇作用） たんぱく質合成や脂肪分解を促進
副腎皮質刺激ホルモン：ACTH	糖質コルチコイドの分泌を促進
鉱質（電解質）コルチコイド	ナトリウムの再吸収を促進 カリウムと水素イオンの排出を促進
糖質コルチコイド	糖新生を促進 骨格筋たんぱく質を分解
抗利尿ホルモン：ADH（バソプレシン）	腎での水の再吸収を促進
アドレナリン	β受容体刺激作用：心拍数の増加、心収縮力の増強
ノルアドレナリン	α受容体刺激作用：血管収縮、血圧維持
レニン	アンギオテンシノーゲンをアンギオテンシンⅠに変換
グルカゴン	グリコーゲンを分解し糖新生を促進

出典：臨床外科看護総論, 医学書院, 表1-1を参考に作成

炎症反応

　神経・内分泌系反応に加えて、細胞間の情報伝達物質であるサイトカインが、身体侵襲に対する生体反応の重要なはたらきを担っています。

　手術操作によって組織の損傷が起きると、局所に**炎症反応**が引き起こされます。炎症反応が起きると免疫細胞が活性化され、そこで産生されるサイトカインが生体の恒常性の維持に関与します。

　ただし、身体に過大な侵襲が加わると、血中のサイトカインレベルが異常に高くなり、DIC（播種性血管内凝固）やMOF（多臓器不全）の引き金となることがわかっています。それらの前駆状態

で、炎症性サイトカインのはたらきが強い状態を**SIRS**＊（全身性炎症反応症候群）といい、次のうち2つ以上を満たすとき、SIRSと診断されます。

- ・体温＞38℃、または＜36℃
- ・脈拍90回／分以上
- ・呼吸数＞20回／分、または$PaCO_2$＜32Torr
- ・WBC＞12,000/μL、または＜4,000/μL（または10%以上の未成熟細胞出現）

サードスペースとは

　手術操作による臓器の切離や組織の擦過、切断によって起こる「血管壁の破壊」や炎症反応に伴って「血管透過性が亢進」し、水分やナトリウムが貯留する細胞・組織間隙を、細胞の内・外（血管内）のいずれでもない**サードスペース**（third space）といいます。

　サードスペースに貯留した体液は細胞外液として機能せず、体内にあるにもかかわらず有効な循環血液量として使うことができないため、必要に応じて循環血液量を維持するための輸液を行う必要があります。

　サードスペースに貯留した体液は、術後2～4日目頃には循環系に戻り、次第に尿量が増加（リフィリング：refilling）します。

▼サードスペースの形成

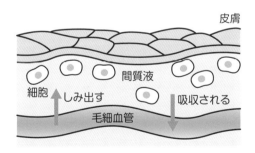

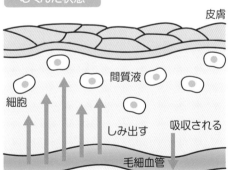

出典：看護の現場ですぐに役立つ術前・術後ケアの基本, 秀和システム, P.63より

＊ SIRS　systemic inflammatory response syndromeの略。

術後に体温が上昇する原因：
感染・炎症による発熱と吸収熱

術中・術後の出血、浸出液、壊死組織や組織の分解産物を吸収する際の発熱を**吸収熱**といいます。手術侵襲が大きいほど高体温を示すものの、非感染性であり、通常は術後2〜3日でおさまるため、必要に応じてクーリングなどの苦痛緩和を図りながら経過を観察します。よって、それ以降の発熱では術後感染症の発生が疑われます。

ただし、「術直後の発熱＝異常ではない」という安易な判断は危険です。緊急手術や術前の身体状況によっては、すでに何らかの感染が潜伏していた可能性もゼロではなく、熱型と共に創部の感染兆候（発赤、腫脹、熱感、疼痛、機能障害）や血液検査データの推移、画像検査の所見、種々の術野外感染（呼吸器系感染、尿路感染、カテーテルによる血流感染）などについて総合的にアセスメントすることが大切です。

手術を乗り越えるための自己効力感

自己効力感は、セルフ・エフィカシーとも呼ばれる「自分は困難を克服できる！」といった期待や自信のことで、1977年にカナダ人心理学者のアルバート・バンデューラ（Albert Bandura）によって提唱されました。自己効力感を高めることは、手術に対する恐怖や術後の生活への不安を患者自身が主体的に乗り越えていくための原動力となります。自己効力感を高めるための要因には、過去の成功体験を思い出したり、似た境遇にある他者の成功体験を見聞きしたりすること、自身の行動が他者から承認されること、体調に優れ行動に対して感情が高揚することなどが挙げられます。新たに手術を受けることになった患者が困難を克服するためのヒントが、患者や家族のもつ過去の入院経験の中に隠されているかもしれません。

手術に必要な環境

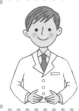

手術室の環境は、手術中の感染防止、安全対策、業務の効率化を図ることを目的に、一般病床とはまったく異なる構造や室内環境が設けられています。そこで、手術環境を清潔かつ快適に維持するための手術室の環境についてみていきましょう。

手術室の環境

手術室は、手術中の感染防止のために清潔な環境を維持しなければなりません。不潔な物や人と清潔な物や人が交差しないよう、清潔区域と非清潔区域を明確に区別し、搬送経路を決めています。また、手術室内の環境は一般に22〜26℃、湿度は50〜60%に維持されています。

▼手術室の環境　清潔区域・非清潔区域の区別

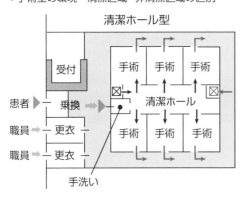
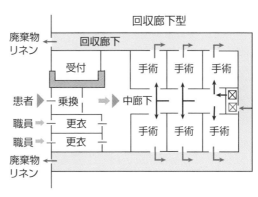

→：清潔器材　　　⊠：材料滅菌室と手術部との間を結ぶ清潔専用ダムウェーターまたはエレベーター
→：使用済み器材　⊠：汚染専用ダムウェーターまたはエレベーター

出典：雄西智恵美・秋元典子編, 周手術期看護論, ヌーヴェルヒロカワ, 2014年

　明確な基準はありませんが、一般的な手術室は6m四方36m²程度の広さとなっていることが多く、そこにJIS規格で1,000ルクス前後を基準とした室内照明および術野照明として20,000ルクス以上の照度の無影灯が設置されています。

手術に必要な機器に用いる電源設備では、非常時でも電源供給が可能で、人体への感電の危険を回避するアース付3Pコンセントが配置されています（非常時に自家発電に切り替えて電力を供給するものと、非常時にも途切れることなく電力を供給し続ける無停電電源の2種類があります）。

▼アース付3Pコンセント

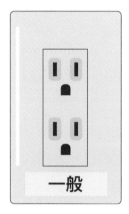
一般

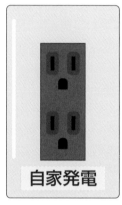
自家発電

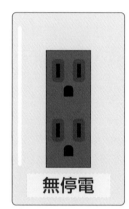
無停電

また、細菌汚染による手術部位感染を防止するため、空気の清浄化、空気圧調整がなされ、気流には「病院空調設備の設備・管理指針HEAS-02-2004」や「NASA規格」によって清浄度クラスが定められています。

▼清浄度クラスと換気条件

清浄度クラス	名称	該当室	最小換気量 (回/h)		室内圧
			外気量	全風量	
I	高度清潔区域	バイオクリーン手術室 易感染患者用病室	5 2	− 15	陽圧 陽圧
II	清潔区域	一般手術室	3	15	陽圧
III	準清潔区域	手術手洗いコーナー NICU、ICU、CCU	2 2	6 6	陽圧 陽圧
IV	一般清潔区域	手術部周辺区域（回復室） 材料部	2 2	6 6	等圧 等圧
V	汚染管理区域	隔離診察室	2	12	陰圧
	拡散防止区域	汚物処理室	規定なし	10（排気量）	陰圧

出典：臨床外科看護総論, 医学書院, 表1-1を参考に作成

▼清浄度の基準（米国連邦規格209bの要旨）

クリーンルーム 清浄度クラス	粒子	
	粒径μm	累積粒子数　個/ft³(個/L)
クラス100	0.5以上	100 (3.5以下)
クラス1,000	0.5以上	1,000 (35以下)
	5.0以上	7 (0.25以下)
クラス10,000	0.5以上	10,000 (350以下)
	5.0以上	65 (2.3以下)
クラス100,000	0.5以上	100,000 (3,500以下)
	5.0以上	700 (25以下)

　さらに、高性能フィルター（HEPAフィルター）で濾過した清浄な空気を供給し、空気の流れは、乱流を防ぎ塵埃を一掃するように設計されています。特に清浄度の高い手術室で行われる手術では、気流に対して人や物の配置が厳格に管理され ています（術者や未使用の滅菌物といった清潔な人や物を風上に置き、汚染物は風下に配置するなど）。手術室での見学実習を行う看護学生などは、こうした気流について理解し、妨げとならないような立ち位置を確認しておくと安心でしょう。

▼手術室内の気流

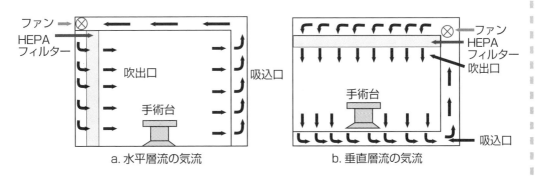

a. 水平層流の気流　　　　　b. 垂直層流の気流

出典：雄西智恵美・秋元典子編，周手術期看護論，P.102，図Ⅳ-2，ヌーヴェルヒロカワ，2014年

手術を行う医療チームにおける準備や手順、役割などに関する安全チェックは主に、麻酔導入前（サインイン）、皮膚切開前（タイムアウト）、患者の手術室退室前（サインアウト）のタイミングで実施します。

ベテランナース

手術開始時の手術室内の物品準備と配置

手術開始時の手術室内の物品準備と配置について、次に示します。

▼手術開始時の手術室内の物品準備と配置

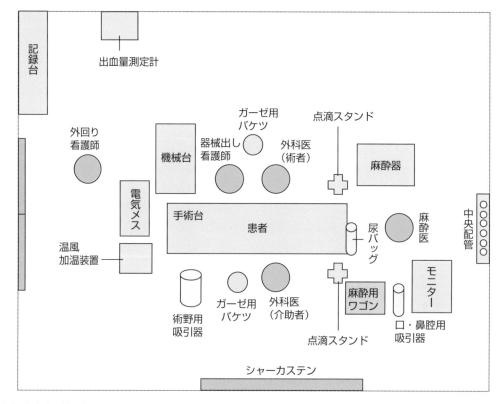

出典：坂本文子著, 雄西智恵美・秋元典子編, 周手術期看護論, P.104, 図Ⅳ-3, ヌーヴェルヒロカワ, 2014年

手術時の安全チェック

2009年、WHOは手術における医療安全の基本指針となる「安全な手術のためのガイドライン」を示し、そのなかで、手術医療の質の向上と、患者安全のための10項目の目標をもとにした「手術安全チェックリスト」を提示しました。手術安全チェックリストには、安全チェックを行うタイミングや職種、項目などがまとめられています。

このチェックリストは、日本麻酔科学会（https://anesth.or.jp/）のワーキンググループによって日本語版が作成され、多くの団体によってその使用が推奨されています。

このようなチェックリストは、チェックリストにチェックを入れることが目的とするのではなく、チェックリスト作成の趣旨に基づいてチーム全体で情報を交換し、共有を図るためのコミュニケーションツールとして活用され、複雑多様な手術医療におけるヒューマン・エラーの減少につなげることが望まれます。

手術部位感染の影響要因

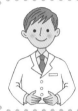

特殊な環境の中で清潔野を展開して行われる手術において、術中看護の最も重要な目的の1つは、感染の予防です。**手術部位感染**（**SSI**：Surgical Site Infection）を予防するためには、その影響要因をよく理解して、感染経路を遮断することが重要です。

手術部位感染の影響要因

　術前・術中・術後の手術部位感染の影響要因には、様々なものがあります。これらの中には、患者の年齢や肥満、緊急手術の際の術前処置など速やかに改善することが難しいものもありますが、血糖のコントロールや手術チームの感染予防行動、せん妄の予防、ドレーン管理など、コントロール可能なものについては積極的に制御に取り組むことが重要であるといえます。

▼手術部位感染の影響要因

術前		術中		術後	
患者	治療およびケア	手術環境	手術手技	患者	治療およびケア
年齢 栄養状態 肥満 喫煙歴、 喫煙状況 感染防御機能低下 血糖コントロール 遠隔部位感染	術野の準備 ・除毛の方法と時期 ・シャワー・入浴の方法と時期 ・消毒方法 手術チームの手術時手洗い方法 予防的抗菌薬投与方法	手術環境の清浄度 手術室環境（換気） 手術器材の滅菌状況 手術着・手袋の状況 予防的抗菌薬投与方法（大腸直腸手術以外） 手術チームの手洗い 無菌区域整備状況	止血状況 丁寧な操作 死滅組織・異物の状況 死腔・体腔の状況 ドレーン留置状況	せん妄 （ドレッシング除去、危険行動） 血糖コントロール	手術創の管理状況 ・ドレッシング材の種類と交換時期 ・消毒の有無と使用薬剤 ・被覆方法 手術創の圧迫や摩擦 ドレーンの種類と留置期間、ドレーン管理方法
		手術創の清浄度 術中の微生物汚染 手術侵襲　低体温　手術時間			

出典：佐藤正美著, 雄西智恵美・秋元典子編, 周手術期看護論, P.187, 表Ⅴ-8, ヌーヴェルヒロカワ, 2014年

手術に必要な看護技術

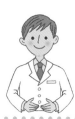

手術操作が及ぶ組織・血管系に侵入する物品は無菌である必要があるため、手術に使用される器械、材料のほとんどは**滅菌**（芽胞を含むすべての微生物を除去）されたものになっています。手術に携わる医療チームは、**標準予防策**（スタンダード・プリコーション）に加え、手術部位感染を防ぐために専門の知識と技術を身につけることが必要とされます。ここでは主に手術時の更衣と手洗い、ガウンテクニックについて紹介します。

手術室入室時の更衣

衣類に付着した塵埃などの手術室への持ち込みを防ぐために、洗浄・消毒された手術着と足先がすべて覆われている靴に交換します。手術中の出血や洗浄水などによって医療者の下肢が汚染されることが予測される手術では、感染防止および血液・体液の手術室外への持ち出し防止のために、シューズカバーを装着します。ヘアキャップは、頭髪の落下を防ぐため、頭髪をすべて覆うようにかぶり、マスクは鼻と口を完全に覆うように密着させて装着します。

手術室入室時の手洗い

通過菌叢細菌は通常の石鹸と流水による手洗いで容易に除去できますが、常在菌叢細菌は石鹸と流水だけの手洗いでは除去できません。侵襲的処置を行う場である手術室入室時に行われる「衛生学的手洗い」では、抗菌薬を含有する石鹸や消毒薬を使用して流水下で行う手洗い、またはアルコールの擦式消毒による手指消毒を行います。

・通過菌叢：皮膚表面、毛嚢、爪の下などに周囲の環境から付着したもの。
・常在菌叢：皮脂腺、皮膚のひだなどの深部に常在するもの。

術者や器械出し（直接介助）看護師の手洗い

　術者や器械出し（直接介助）看護師の手洗いの手順とポイントを次に示します。

・アクセサリーや時計をはずし、ヘアキャップ、マスク、ゴーグルを身につけて身だしなみを整える。
・指先から上腕の半分程度にかけて、流水による手洗いを行う。
・消毒薬を滅菌ブラシにとり、爪先、爪周囲をブラッシングして洗い流す。
・消毒薬を手にとり、手のひらをすり合わせるようにもみ洗いをする。

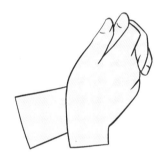

・手の甲をもみ洗いする。
・指先を反対側の手のひらに立てるようにして、指先、爪の周囲を洗う。
・両手の指を組むようにして、指の間をもみ洗いする。その際、左右の手のひら、指間、親指を左右交互に洗っていく。手指を高く保ち、消毒薬や洗い流した水分が手指に流れてこないようにする。
・左右の親指と手首をもみ洗いする。
・左右の前腕から上腕半分程度までもみ洗いする。

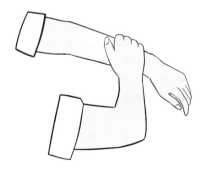

・流水で洗い流す。
・滅菌ペーパータオル2枚をとり、両方の手指部分を拭いてから、ペーパータオルの1枚を前腕にかけるようにして手首から肘に向けて拭き取る。もう1枚のペーパータオルで反対側を同様に行う。

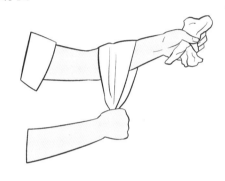

・速乾性手指消毒薬を手にとり、指先から前腕中ほどまでよくすり込み、乾燥させる。

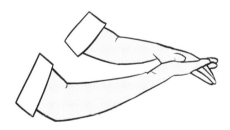

　一方、近年では手洗い時のブラッシングによる皮膚への障害を抑え、手洗い時間の短縮やコストの削減にも優れる**ラビング法**（ウォーターレス法）による手術時手洗いが推奨されてきています。ラビング法とは、流水と石鹸による予備洗浄と速乾性擦式手指消毒薬（アルコール擦式剤）のみで行われる手術時手洗いの方法です。

ガウンテクニック

　執刀する術者と助手ならびに器械出し（直接介助）看護師は、手術部位感染を防ぐために、手洗いを行った後、滅菌手袋とガウンを着用します。

・清潔なスペースにおいて、ガウンおよび手袋を無菌操作で開封する。
・手術時手洗いを行う。
・介助者がいること、および清潔なガウンを広げられる十分なスペースがあることを確認し、ガウンの内側（着用者の身体に触れる側）を持ち、軽く広げてから袖を通す（クローズド法で手袋を装着する場合は、手指がガウンの袖口から出ないようにしておく）。

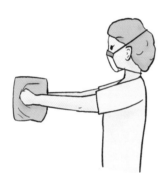

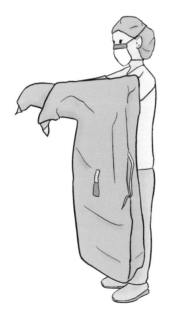

・介助者は、襟元のマジックテープを留め、留めひもを結ぶ。

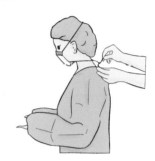

・介助者は、ガウンの表側に触れないように気をつけながら、腰部にあるガウン内側の内ひもを結ぶ。

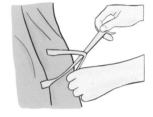

・滅菌手袋を装着したら、腰ひものベルトカードを持ち、腰を1周させて結ぶ。カードははずして破棄する。

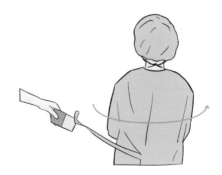

・ガウンの腰ひもを結び、ガウン・手袋が装着で
　きたら、不用意に動き回らず、手を胸の前で組
　むなどして清潔を保つ。

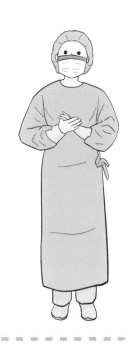

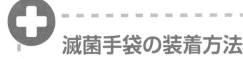

滅菌手袋の装着方法

● **クローズド法**
　両手をガウンの袖口から出さないまま、ガウン
越しに手袋を広げて装着する方法です。

● **オープン法**
　ガウンの袖口から素手を出した状態で、手袋の
折り返し部分を持ちながら包装紙の内側や手袋の
表面に直接手を触れないように装着する方法です。

医療関連感染

　医療関連感染とは、手術部位感染（SSI）も含めた「医療提供の場かどうかにかかわらず医療が提供さ
れた患者に発生する感染」のことをいいます。近年、様々な対策によって手術部位感染は減少傾向にあ
りますが、手術を安全に終えることができたとしても、免疫力が低下した患者の日和見感染や薬剤耐性
を有する病原体の存在は、ときに医療現場の脅威となります。こうした感染症は医療者を媒介として拡
大することが多く、手術中の感染管理だけが徹底されていても、これらを完全に防ぐことは困難です。
このような感染を引き起こす起炎菌の特徴や感染経路を理解し、それらを遮断するような標準予防策
を日頃から徹底することが重要です。

麻酔のはたらきと影響

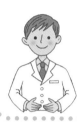

全身麻酔の目的は、鎮静・鎮痛・筋弛緩（不動）・有害反射の消失であり、このうち3つ目まではそれぞれにほぼ独立して作用していますが、反射の消失はそれらの結果として達成されます。麻酔はいわば、手術から患者を守る処理であり、いずれのはたらきも手術には欠かせないものである反面、身体機能の抑制や長時間の不動状態は、患者に様々な影響をもたらすため、麻酔によって意識のない患者の代弁者となれるような観察が必要になります。

不動による皮膚への影響

筋弛緩薬による影響で、体重や外部からの圧力が直接皮膚へ作用することに加え、術前からの栄養状態、体格、術中の血圧変動や出血による組織の虚血状態、手術時間、手術体位などの条件が重なることで褥瘡が発生します。手術には、術式によって概ね定められた手術体位があり、それぞれの体位に褥瘡発生の好発部位があります。

▼手術体位と皮膚障害の好発部位

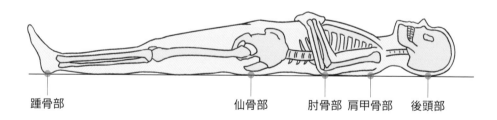

踵骨部　　　　　　仙骨部　　　肘骨部　肩甲骨部　後頭部

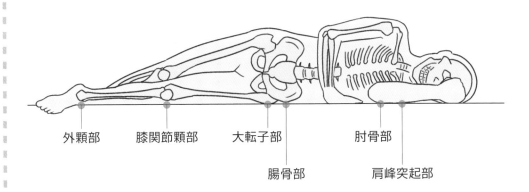

外顆部　　　膝関節顆部　　　大転子部　　　　　肘骨部

腸骨部　　　　　肩峰突起部

　これに対し手術室看護師は、褥瘡発生を食い止めるため、褥瘡の好発部位や患者の皮膚状態に応じて、ポリウレタンフォーム製品やゲル製品などの体圧分散用具を使用して除圧を図ります。

手術体位の固定と神経障害の発生

　全身麻酔下で筋弛緩薬を投与された患者に対しては、ときとして生理的可動域を超えて体位を固定してしまう危険性があります。過度の圧迫や伸展は、神経障害を起こし、術後に麻痺を生じてしまいます。神経麻痺は程度により回復に期間を要し、その間、患者の日常生活が障害されることにつながります。そのため、各体位によって発生しやすい神経障害とその兆候、予防のための注意点を理解することが必要です。

▼体位固定の留意点（砕石位）

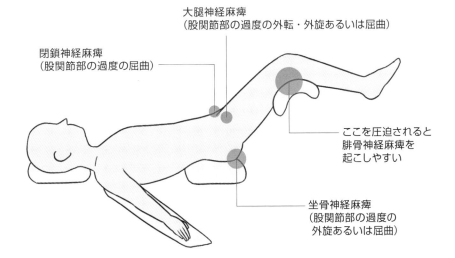

閉鎖神経麻痺
（股関節部の過度の屈曲）

大腿神経麻痺
（股関節部の過度の外転・外旋あるいは屈曲）

ここを圧迫されると
腓骨神経麻痺を
起こしやすい

坐骨神経麻痺
（股関節部の過度の
　外旋あるいは屈曲）

▼神経障害の種類

神経障害の種類	原因	兆候
上腕神経叢	上肢の90°以上の外転、過度の外旋で神経が上腕骨頭や鎖骨によって圧迫されることで起こる。側臥位では手台による圧迫や身体の重みにも影響を受ける。	上腕から手指までの種々の運動が障害される。握力低下、上肢の筋力低下や上肢挙上不可能となる。
橈骨神経	上腕中央部で上腕骨のすぐ上を走っている神経が、骨と身体の外の固い異物との間で圧迫されることで起こる。	手指や手首が伸ばしにくくなり（下垂手<ruby>下垂<rt>かすい</rt></ruby>手）、しびれ感と感覚の鈍さが親指と人差し指の間に起こる。
尺骨神経	上肢の圧迫のほか、腋窩の過伸展で起こる。	手が鷲<ruby>鷲<rt>わし</rt></ruby>の足のような変形をきたす（鷲手）。
腓骨神経	膝関節の外側を走る腓骨神経が、手術台や砕石位の支脚器、抑制帯などで圧迫されることで起こる。	脚の指が反らない（尖足<ruby>尖足<rt>せんそく</rt></ruby>）、足首が持ち上がらない、足の甲がしびれるなどの麻痺症状が生じる。
坐骨神経・大腿神経	下肢の過度の屈曲で神経が伸展・圧迫されることで起こる。	下肢の筋力低下、立位・歩行障害。

深部静脈血栓症

　平常時、下肢筋肉の収縮運動によって行われている静脈環流が不動・筋弛緩により障害され、血液のうっ滞や血栓の形成によって発症します。詳細は後の術後合併症の項でも紹介しますが、深部静脈血栓症に由来する手術中の肺血栓塞栓症は致死的となりうるため、弾性ストッキングの着用や間欠的空気圧迫装置（フットポンプ）の装着によって予防します。

不動によるその他の影響

　その他、長時間の不動状態では、仰臥位や砕石位で横隔膜の運動制限によって肺活量が減少してしまうなどといった影響もあります。こうした麻酔・手術による侵襲は、手術時間が長いほど影響が大きくなるとされています。手術侵襲の大きさは、「麻酔時間・手術時間」、「水分出納」、「出血量」、「手術による切除範囲」などによって決まるとされ、手術中の情報として必ず把握しておかなくてはならない重要なものです。

　そして、手術の侵襲が最も少なく安全に手術を受けてもらえること、環境を整えて感染を防止できることが、手術中における看護の大きな目標となります。

麻酔の種類

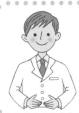

麻酔には、手術のための麻酔、疼痛コントロールのための麻酔、投与経路、効果範囲などといった種類や違いがあります。
それぞれの適応や特徴を少し知っておくと、"苦痛がなく必要最小量の安全な麻酔"についての理解が深まると思います。

全身麻酔

中枢神経系を抑制し意識を消失させる麻酔です。手術中に人工呼吸管理が必要な頭部・胸部・腹部の手術などで実施されます。全身麻酔は吸入麻酔と静脈麻酔に大別されます。

● **吸入麻酔**

麻酔薬は、マスクや気管チューブなどから吸気に吸入麻酔薬を混入させ、肺胞から血液中に取り込まれます(イソフルラン、亜酸化窒素〈笑気ガス〉、セボフルランなど)。

● **静脈麻酔**

鎮痛・鎮静薬、筋弛緩薬などをそれぞれの目的に応じて直接静脈から(点滴で)投与します(チオペンタール、プロポフォール、ミダゾラムなど)。

局所麻酔

● **脊髄くも膜下麻酔(脊椎麻酔・腰椎麻酔):手術目的の麻酔**

局所麻酔薬を脊椎(腰椎)からくも膜下腔に注入し、脊髄と神経根に直接作用させることで痛覚伝導を遮断、鎮痛作用を得る麻酔法です。2時間程度までの短時間で終わる下腹部以下の手術が適応となります。麻酔効果が固定するまでに15〜20分程度を要するため、麻酔薬の投与後はその比重に応じた安静臥床を保持します(高比重液では頭部を高く、低比重液では頭部を低くし、麻酔効果が固定するまで体位変換しない)。意識下での手術になるため、手術中も患者の緊張や不安への配慮が重要です。また、手術後は麻酔効果の減退(範囲の縮小)を経時的に確認します。下肢の感覚・運動が回復するまでは安静臥床とし、低髄液圧症状について注意深く観察します。

● 硬膜外麻酔：主に術後の疼痛コントロール目的の麻酔

局所麻酔薬を硬膜外腔に注入し、脊髄と神経根への痛覚伝導路を遮断することで鎮痛効果が得られます。細いカテーテルを留置して、持続的に麻酔薬を投与できる利点があり、全身麻酔と併用し、術後の疼痛コントロールに用いられます。

▼ディスポーザブルインフューザーによる硬膜外麻酔

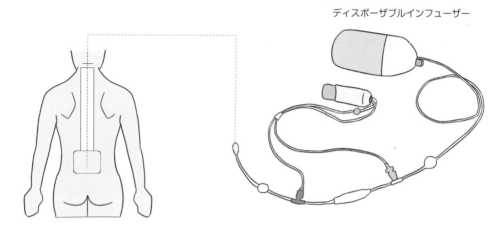

ディスポーザブルインフューザー

▼脊髄くも膜下麻酔と硬膜外麻酔

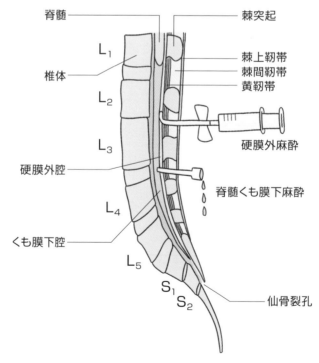

出典：あん摩マッサージ指圧師国家試験過去問題より

● **硬膜外麻酔 (PCA ポンプ：ディスポーザブルイ
ンフューザー) を使用している患者の観察項目**

硬膜外麻酔を使用している患者の観察項目を次
に示します。

・使用薬剤
・流量
・ロックアウト時間
・残量 (目盛りや重さで確認する)
・ボーラス投与の状況と使用後の効果
・刺入部の異常と固定の状況

ディスポーザブルインフューザーによる麻酔は
硬膜外のほか、静脈内投与 (IV-PCA) されること
もあり、患者ごとの選択理由、投与経路による効
果や副作用の違いについてもアセスメントすると
よいでしょう。

● **表面麻酔**

粘膜や創部などに塗布または散布する麻酔で
す。

● **浸潤麻酔**

粘膜や皮膚の下に麻酔薬を注射する麻酔です。
表面麻酔や浸潤麻酔はきわめて限局した範囲で、
歯科や皮膚科などの小手術で多く用いられます。

脊髄くも膜下麻酔と硬膜外麻酔の合併症

脊髄くも膜下麻酔の合併症

● **神経根刺激症状**

臀部から下肢に放散する腰背部痛や感覚異常で
す。術後 3 日頃までに消失する一過性の症状で、
砕石位での手術後に多くみられる傾向がありま
す。

● **頭痛**

術後に身体を動かすことで、麻酔の穿刺部位か
ら髄液が漏出することによって生じます。そのた
め、術後は指示された時間まで安静臥床を保つ必
要があります。

● **尿閉**

仙椎部の神経が遮断され、一時的に排尿障害を
きたすことがあります。

● **脊髄神経麻痺**

麻酔の穿刺時に脊髄や脊髄神経を損傷し、下半
身の知覚障害や排泄障害が生じますが、発生頻度
は稀です。

硬膜外麻酔の合併症

● **硬膜外血腫による神経麻痺**

硬膜外静脈の損傷により血腫を形成し、脊髄や
神経を圧迫して下肢の脱力感や疼痛、背部痛が生
じることがあります。肝障害などで出血傾向のあ
る患者では特に注意を要します。

手術時の麻酔では、全身麻酔に比べて脊髄くも膜下麻酔のほうが身体侵襲が小さいことは明らかです。しかし、脊髄くも膜下麻酔には適応があり、すべての手術を行うことはできないため、その特徴を知っておく必要があります。一方、通常は脊髄くも膜下麻酔で実施可能な手術が全身麻酔で行われることもあります。その際には、なぜその必要があるのかという理由についてよく考えてみましょう。

先輩ナース

column

悪性高熱症

　吸入麻酔薬・サクシニルコリン（筋弛緩薬）が引き金となって発症し、骨格筋の熱産生増加による急激な体温の上昇が全身麻酔中や術後に起こります。筋骨格異常者や小児、若年男性に多く、常染色体優性遺伝とされる致死的な合併症です。体温が40℃以上、または38℃以上で15分間に0.5℃以上、もしくは1時間に2℃以上の上昇を呈し、臨床症状として原因不明の頻脈・不整脈・血圧変動、重篤な呼吸異常（呼吸性・代謝性アシドーシス）、筋硬直、赤褐色尿（ミオグロビン尿）、血液の暗赤色化、高カリウム血症、異常な発汗、出血傾向などが認められます。悪性高熱症がみられた場合は、原因となる麻酔薬をただちに中止し、純酸素による換気を行うと共に治療薬（ダントロレンナトリウム）を投与します。また、応援を呼び、麻酔科医と共に対応にあたりながら、氷、輸液、洗浄、体温管理装置で身体を冷却し、必要な検体を採取して全身状態の安定化を図ります。

手術室看護師の役割

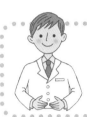

手術に臨む患者の不安を軽減し、安全で侵襲の少ない手術が行われるための手術室看護師の役割は、大きく直接介助（器械出し）と間接介助（外回り）の2つに分けられます。

手術室入室までの看護

手術室入室までの看護の手順やポイントを次に示します。

●術前訪問

手術を迎えるにあたっての患者の身体的・精神的状態を事前にアセスメントします。

●患者の確認

医療チームのスタッフが立ち会い、患者自身に氏名・年齢を告げてもらいます。複数の医療者で確認、照合し、ネームバンドによる確認なども行われます。

●手術部位の確認

手術同意書の正確な記載と医師、患者の捺印（署名）を確認します。カルテやX線写真などとも照合し、入室時に患者自身にも手術部位と左右の別を確認することもあります。

●安全な移乗、移送

患者の状態によって様々ですが、歩行入室が増えています。車椅子、ストレッチャーを使用する場合や術後の移送の際には、移乗時の介助や声掛けをして、患者の安心と安全につなげます。

患者入室から手術開始までの看護

麻酔導入から気管挿管までの手順やポイントを
次に示します。

▼麻酔導入から気管挿管までの手順

麻酔導入の手順（麻酔医）	看護師の援助
患者入室	
モニター類の装着	血圧計、モニター心電図、パルスオキシメーターを装着する。 バイタルサインをチェックする。
末梢静脈ルートを確保 （特に必要な場合は中心静脈カテーテル）	静脈ルートの確保を介助する。
酸素投与 マスクをあて、酸素投与を開始する。	患者に、これから麻酔が始まってだんだんと眠くなることなどを伝えて、不安と緊張を緩和する。
静脈麻酔薬・吸入麻酔薬を投与 睫毛反射や呼名反応などで効果を確認する。 意識消失後、バッグバルブマスクによる補助呼吸を開始する。	患者の意識状態を観察する。 麻酔薬による循環動態の変化を観察する。 呼吸状態を観察しやすいように胸部・腹部の掛け物をとり、胸郭の動き・SpO_2を観察する。
筋弛緩薬を投与 筋緊張が消失したら調節呼吸を行う。	胸郭の動きや自発呼吸の消失で筋弛緩薬の効果を観察する。
喉頭展開 喉頭鏡で喉頭蓋を挙上し、喉頭展開する。 口腔内に分泌物がある場合は、口腔内を吸引する。	喉頭鏡を麻酔医に手渡す。 必要があれば口角を軽く引くなどの視野を広げる介助を行う。 吸引を介助する。 喉頭鏡による歯牙や口唇の損傷がないか観察する。
気管チューブ挿入	スタイレットを入れた気管チューブを麻酔医に手渡す。 スタイレットを抜き、チューブと麻酔回路を接続する。 気管チューブ挿入による喉頭・咽頭刺激で血圧が上昇しやすくなるため注意深く測定する。
呼吸音の聴診 心窩部と両側肺野の呼吸音を聴き、チューブが確実に気管内に挿入されたことを確認する。	呼吸音が聴取され、チューブが確実に気管内に挿入されたことを確認する。 左右の胸郭の動きやSpO_2、皮膚の色調などを観察する。 カフを膨らませ、カフ圧を調整する。 バイタルサイン、カプノメーター値を確認する。
気管チューブの固定 バイトブロックを挿入し、気管チューブを固定する。	バイトブロックを挿入し、気管チューブの固定を介助する。 チューブ径と固定の長さを確認し、記録する。
人工呼吸開始	バイタルサイン、呼吸状態に問題がないことを確認し、次の援助を開始する。

出典：雄西智恵美・秋元典子編, 周手術期看護論, 表Ⅳ-20, ヌーヴェルヒロカワ, 2014年を参考に作成

直接介助（器械出し）看護師の役割

● **器械の準備**

　手術に使用する器械や材料を選択し、滅菌布を敷いた台（トレー）の上に準備します。

▼使用器械の展開と準備

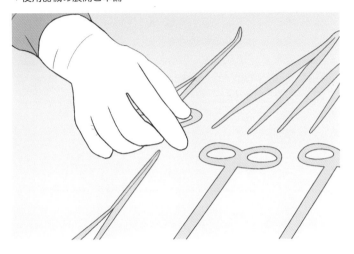

● **手術中の器械出し**

　手術の進行状況を把握し、術者とコミュニケーションをとりながら器械、材料を迅速、正確に術者に手渡します。消化管など常在菌が存在する臓器に触れた器械は不潔とみなし区別するなど、術野での清潔不潔を判断し、術野全体の無菌状態の維持に努めます。

　手術創を縫合する前には、ガーゼ、器械、針などを数え、準備した数と合致させ、体内に残っていないこと（遺残）を確認します。手術で使用する医療資材には、X線造影剤が使用されているものも多く、レントゲン検査によってこれらを確認することも可能です。

▼器械の手渡し方

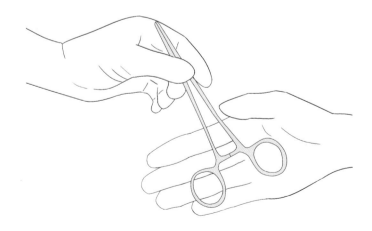

外回り看護師の役割

●一般状態の観察

　手術中は、麻酔薬や手術侵襲によって生理機能が抑制され、生命の危機が常に存在しているといっても過言ではないため、麻酔科医、術者と協力し、呼吸、循環、体温管理を行います。

　バイタルサインのチェックを行い、常時、患者の全身状態を把握して異常の早期発見に努めると共に、異常があればただちに麻酔科医や術者に報告します。患者に意識がある場合は、疼痛や緊張によってバイタルサインが変化するため、自覚症状の有無、緊張の度合いを観察し、また、必要に応じて血液ガス分析により、呼吸、循環および酸塩基平衡の状態を評価します。

●輸液、輸血、与薬の援助

　術中輸液の目的：静脈路の確保、水・電解質の補給、循環血液量・細胞外液の保持、酸塩基平衡の調整、栄養補給など。

　手術に際しては、絶飲食による脱水や、出血などによる体液の変動といった非生理的な状態に置かれるため、患者の循環、代謝を維持するために輸液・輸血療法は欠かせません。輸液・輸血に関する知識だけでなく、体液組成・代謝などの生理・循環、いま行われている輸液療法の目的について理解し、血清電解質、血中ヘモグロビンを指標として、輸液・輸血製剤の種類と量が適切かどうかをアセスメントする必要があります。輸血を行う際には「輸血療法の実施に関する指針」（厚生労働省、2014年改正）に基づいた確認や投与を実施し、輸血後には副作用の出現にも注意します。

よく使用される輸血の種類

　よく使用される輸血・血液製剤の種類を次に示します。

●赤血球液製剤

　主に貧血（酸素運搬能）の改善に用いられます。

●濃厚血小板製剤

　血小板減少による出血傾向を改善します（一次止血の改善）。

●新鮮凍結血漿

　主に凝固因子欠乏による出血傾向を改善します。

●血漿分画製剤

　血漿を集めて凝縮・生成したものです。免疫グロブリン製剤、アルブミン製剤、血液凝固因子製剤などがあります。

　輸血は、全血（献血）200mLからつくられる量を1単位とし、赤血球液製剤は1単位およそ140mLになります。

出血量・尿量測定

　術中の出血量測定は、患者の循環動態を正確に把握し、適切な輸血・輸液療法を行うために欠かせません。できるだけ頻回に行い、術野で使用した血液の付着したガーゼの全重量を計測し、そこからガーゼのみの重さを差し引きます。また、術野から直接吸引した血液量を加算します。出血量と共に、尿量も循環動態を把握するうえで重要な指標となるため、経時的に尿量を測定します。

▼出血性ショックの重症度と症状

ショックの重症度	出血量(mL)	脈拍（回/min）収縮期血圧（mmHg）	尿量(mL/h)	症状
無症状	15%まで(750以下)	100以下 / 正常	やや減少(40〜50)	無症状 / 不安感 / 皮膚冷感
軽症	15〜30%(750〜1,500)	100〜120 / 80〜90	減少(30〜40)	四肢冷感 / 冷汗、口渇 / 蒼白
中等症	30〜45%(1,500〜2,250)	120以上 / 60〜80	乏尿(10〜20)	不穏、意識混濁 / 呼吸促迫 / 虚脱、チアノーゼ
重症	45%以上(2,250以上)	触れない / 60以下	無尿	昏睡 / 虚脱 / 下顎呼吸

保温（体温管理）

　手術、麻酔中は、様々な要因により熱の放散が産生を上回ります。体温の喪失を防ぐために、局所の保温や保温輸液の投与、加温マット、送風式加温器などを用いて体温低下を防ぎます。また、術後は円滑な復温を図るため、術後ベッドには電気毛布などを準備します。
　術式によっては、アンダーボディ型加温器を用いて低体温を保持して行う手術もあります。

術中看護記録の記載

　手術中の患者の状態の変化、実施した看護の内容とその評価を記載し、病棟での継続看護に役立つ事項を記録します。術後はこれらの記載内容と共に看護師間の引き継ぎ内容を術後の観察に活用し、継続的に看護が行われることが重要です。

● 手術看護記録

　手術看護記録は、手術室看護師の術前訪問から術後訪問までの一連の出来事・過程を記録したものです。

　手術中では、実施した確認や観察の結果、使用物品の名称や使用部位、患者の状況といった看護に必要な情報、看護計画、術中経過などが記載されており、主に外回り看護師によって記録されます。

　記録された内容が、継続して術後の看護に役立てられることはもちろん、手術看護の適切性を検討・証明するための記録でもあり、詳細かつ明瞭に記載される必要があります。

▼手術記録の例①（手術看護記録）

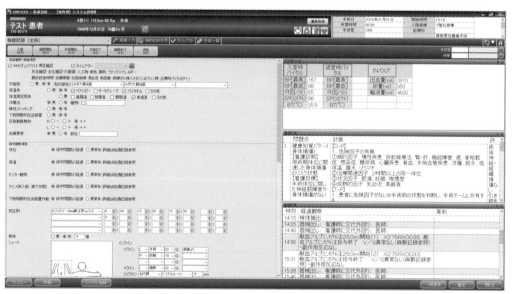

提供：インフォコム株式会社「ORCHID 手術部門システム」より

● 麻酔記録

　麻酔記録には、手術を担当した麻酔医が、病名・術式などの患者基本情報、モニターからの生体情報、処置の開始終了といったイベント情報、輸液・輸血・薬剤の投与情報などを記録します。

　手術侵襲と生体反応、合併症のリスク状況を推し量るために重要な様々な情報が記載されています。

▼手術記録の例②（麻酔記録）

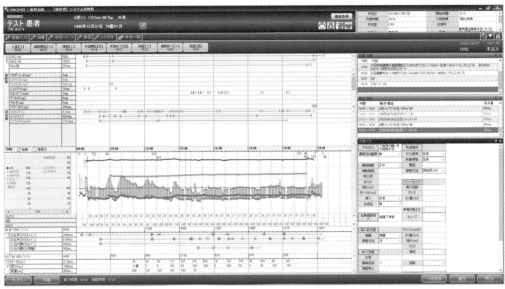

提供：インフォコム株式会社「ORCHID 手術部門システム」より

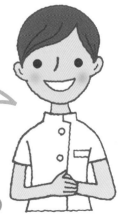

病棟で術前・術後の看護を担当する私たちは、手術中の患者さんには立ち会いません。手術直後は、患者さんの状態が変わりやすく、担当するのは緊張しますが、手術中の記録から術後の看護に必要な情報を得ておくことが、安全で適切な術後看護のためにとても重要なことです。

先輩ナース

麻酔覚醒時の援助

　手術が終了したら、麻酔薬の投与が中止され、高濃度酸素を吸入させながら麻酔からの覚醒を促します。患者は徐々に意識を取り戻して現状を認識し始めるため、意識の回復を認めたら、気管内チューブが入っているが呼吸はできること、呼吸が十分にできるようになればチューブを抜くことなどを説明します。

　意識の回復、反射の回復、十分な自発呼吸、バイタルサインの安定化を確認し、気管内・口腔内を十分に吸引した後、気管チューブを抜管します。

抜管時に生じやすい異常

● **喉頭けいれん**

　十分に麻酔覚醒していない状態で抜管をすると、その刺激で喉頭けいれんを起こすことがあります。覚醒した状態では自然に消失しますが、改善しない場合には、薬剤を投与してけいれんを鎮めることがあります。

● **嘔吐・誤嚥**

　抜管前に胃内容物を十分に吸引できていない状態では、抜管による刺激で嘔吐反射が誘発されてしまいます。抜管の直後は十分に声門の運動が回復していないため、誤嚥する危険性も考えられます。また手術後は通常、3〜4時間程度は絶飲食（消化管の手術などでは翌日以降となることもある）とします。

麻酔覚醒時の苦痛の緩和

　麻酔覚醒直後は、創部痛だけでなく、ドレーン挿入部痛、膀胱留置カテーテルや胃チューブによる不快感、気管チューブ挿入による咽頭痛など様々な苦痛があります。覚醒遅延による呼吸抑制には、呼吸困難感、呼吸状態、バイタルサインのチェックを実施し、指示された酸素吸入を行いながら深呼吸を促します。舌根沈下がある場合は、枕の高さ（術後ベッドには通常、枕は使用しない）や頸部の角度を調整します。また、気道確保のためにエアウェイを挿入することもあります。

▼経口エアウェイ

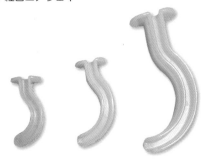

▼経鼻エアウェイ

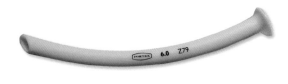

創部痛は、患者の訴えだけでなく表情や体動を観察し、適切な疼痛管理をしなければなりません。手術による低体温が持続すると、熱産生のための反応として悪寒戦慄（シバリング）が起こります。悪寒戦慄が起きると、酸素消費量が増加し、低酸素症に陥りやすいため、身体の露出を最小限にし、体温や末梢皮膚温を観察しながら加温マットや送風式加温器、電気毛布を用いて復温させます。

手術終了直後は、麻酔や手術による侵襲に加え、麻酔薬や筋弛緩薬の残存、疼痛などに関連した様々なリスク状態にあり、患者の状態は変化しやすいため、患者の術前・術中の状態に応じて集中治療室（intensive care unit：ICU）や病室へ移送します。

手術室看護師から病棟看護師への引き継ぎ（申し送り）

手術室看護師から病棟看護師への引き継ぎ（申し送り）項目を次に示します。

・患者氏名
・術後診断名・術式
（手術開始後の状態や術中検査の結果によって、診断名や予定術式が変更されることがある）
・創部
・ドレーンの位置、種類、本数
・皮膚異常の有無
・術中経過
・水分出納バランス
・輸血の使用状況
・最終バイタルサイン

MEMO

chapter 4

手術後の看護

・・・

手術侵襲がもたらす影響で、

術後に最も気をつけなければならないのは「術後合併症」です。

多くの合併症は、その原因や機序、

起こりやすい時期などが概ね決まっており、

それらを正しく理解する必要があります。

予防と早期発見に努め、いかに合併症を起こさないか、進行を防ぐか

ということが術後の看護では重要です。

術後ベッドの作成と帰室病床の準備

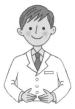

術直後は患者の状態が変化しやすく、全身状態の管理や不測の事態に備えた準備、観察の強化を目的とした術後ベッドを作成し、帰室する病室の病床にも必要な物品や環境を整えておく必要があります。術後ベッドの作成や帰室病床の準備の際には、必要物品の使用目的を理解しておくことが重要です。

▼術後ベッド作成の例

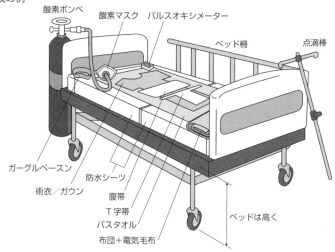

酸素ボンベ　　　酸素マスク　パルスオキシメーター
ベッド柵　　　点滴棒
ガーグルベースン
防水シーツ
術衣／ガウン
腹帯
Ｔ字帯
バスタオル
布団＋電気毛布
ベッドは高く

術後ベッド作成時のポイント

術後ベッド作成時のポイントを次に示します。

・酸素ボンベは、残量が十分に残っていることを確認する。
・術衣や腹帯などは、臥床患者を移乗させてすぐに身につけられるように広げておく。また、腹帯・Ｔ字帯の裏表に注意し、身につける順に上に重ねる。
・防水シーツは、術後の出血や排液による汚染を考慮し、手術部位やドレーン・チューブ類の挿入部に合わせた位置に準備する。

・腹帯の代わりに胸帯を、Ｔ字帯の代わりにオムツを準備するなど、術式や施設によって必要物品が異なることがある。
・通常、枕は使用しないが、全身麻酔後の舌根沈下や脊髄くも膜下麻酔後の髄液漏出を防ぐため、術後の良肢位を保つ物品として準備されることもある。
・術後ベッドは、移送と術後観察がしやすい高さとし、患者の回復や離床の状況に合わせて、転落や転倒に配慮した高さに調整する。

帰室病床の準備

帰室病床の準備について、次に示します。

●**酸素流量計**
　酸素ボンベから付け替えて、持続的に酸素吸入を行います。

●**吸引セット**
　吸引器と吸引チューブを準備し、嘔吐時の誤嚥や痰の喀出が困難な場合の対応に備えます。

●**ベッドサイドモニター**
　心電図や心拍数、血圧、SpO_2のほか、観血的動脈圧や中心静脈圧など、それぞれの患者に必要な測定が可能なコネクターなどを準備します。

●**固定用テープなど**
　チューブやカテーテルの再固定に必要なテープや、ドレーンを安全に設置するためのフックなどを準備しておきます。

術中記録の確認

　手術中に行われた処置や術中のトピックスについて継続的に観察し、術後の異常を早期発見するために、手術室看護師からの引き継ぎとあわせて、手術に関する記録（術中看護記録など）から概ね次のような内容について速やかに再確認しておく必要があります。

・麻酔時間・手術時間
・術中in outバランス（水分出納）
・術中出血量
・術中バイタルサインの変化と最終バイタルサイン
・ドレーン・カテーテルの位置、種類（や設定）、本数
・皮膚の異常　など

術後合併症

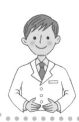

手術と麻酔による侵襲は、身体に様々な有形無形の影響をもたらします。それらが顕在化した状態を一般に**術後合併症**と呼びます。ここで重要なことは、どれだけ優れた手術であっても、患者にとって大なり小なりの有害な一面があることに変わりはないということです。よって、手術を受けるあらゆる患者が、術後合併症の潜在的リスクを有しているということを理解し、術後の観察を行うことが大切です。

術後合併症の種類と起こりやすい時期

術後合併症は、どういったものが、いつ頃、どのようにして起こるのかが明らかになっているため、兆候を把握しながらその予防に努め、「術後合併症を起こさない」ことが何よりも重要な課題となります。

▼術後合併症

	術中〜直後	術後1日	2日	3日	5日	7日〜
呼吸器合併症	→	無気肺	→		肺炎	
術後出血・循環不全	→	→	‥‥‥‥‥▶			
深部静脈血栓症	→			→	‥‥‥▶	
術後イレウス	‥‥‥‥‥	‥‥‥‥	‥‥‥▶	→	‥‥‥▶	
術後感染	‥‥‥‥‥	‥‥‥‥	→			
縫合不全			→		→	
術後せん妄			→		‥‥‥▶	
術後疼痛	→		→	‥‥‥▶		

では、とりわけ全身麻酔下で行われる手術に共通する術後合併症の概要についてみていきましょう。上の図の中では、それぞれの合併症が顕在化する可能性が高い時期を実線で、要因となる出来事が発生したり、潜在している可能性のある時期を点線で示しました。

呼吸器合併症

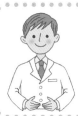

呼吸器合併症は、多くの患者に起こりやすい術後合併症の1つです。麻酔による呼吸の抑制や気管チューブによる人工呼吸が主な原因となります。また、手術の部位（胸部かどうか）や年齢、喫煙歴などによってリスクは大きく異なります。

呼吸器合併症の原因と起こりやすい時期

　術後の呼吸器合併症は、全身麻酔による呼吸運動の抑制、術中の気管内挿管による陽圧換気や繊毛運動の低下、気管チューブの刺激による気道内分泌物の増加、さらには、臥床状態で分泌物が貯留し、創部痛によって咳嗽がうまくできないことが原因で引き起こされます。

　これらは術後3日目頃までに多い無気肺と、それ以降に発生しやすい肺炎に大別されます。さら

に肺炎は、こうした分泌物がうまく排出できないことによるもののほか、高齢者では、療養中の誤嚥によるものなどにも注意が必要です。

　喫煙や肥満、加齢によって肺コンプライアンスが低下した状態の患者は、特にリスクが高く、術前から呼吸訓練を行うなど積極的に予防することが重要になります。

▼呼吸器合併症

	術中〜直後	術後1日	2日	3日	5日	7日〜
呼吸器合併症		無気肺			肺炎	

無気肺の症状

　呼吸困難、無気肺領域での呼吸音の減弱、低酸素血症、胸部レントゲン検査での濃い陰影、肺容量の低下などが無気肺の症状です。

肺炎の症状

　発熱、呼吸困難（頻呼吸）、頻脈、湿性咳嗽、気道分泌物の増加、膿性の気道分泌物や炎症データの上昇、胸部レントゲン検査における肺炎像などが肺炎の症状です。

観察

　呼吸状態（呼吸音：air入り・左右差、呼吸回数、呼吸パターン）、動脈血液ガス分析、SpO_2、気道分泌物の量や性状、特に肺炎では全身状態の悪化（発熱、重症肺炎では血圧の低下や頻脈）、気道分泌物の培養検査結果などを確認します。

予防と治療

　長期臥床は無気肺を起こす可能性が高いため、術後早期から体位変換を行い、日常生活動作の拡大に努めます。高リスクの手術後や高リスクの患者には、肺理学療法やネブライザーを用いた吸入で分泌物の喀出を促します。また、口腔ケアや吸引によって口鼻腔・咽頭の清潔を保ち、摂食時の誤嚥対策を講じます。呼吸器合併症の発生によって呼吸状態が悪化した場合には、酸素療法や薬物療法が行われます。

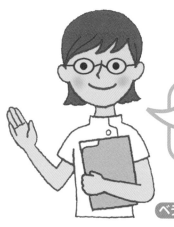

術後合併症の予防には、患者さん自身にも主体的な取り組みの形で協力してもらいながら、予防と早期発見に努めることが大切です。

ベテランナース

術後出血・循環不全

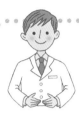

術直後に発症しやすい合併症に**循環不全**があります。循環不全には不整脈や心不全などがあるほか、出血などによる有効循環血液量の減少が影響しているため、ここでは術後出血と循環動態のモニタリングについて確認します。

▼術後出血・循環不全

	術中〜直後	術後1日	2日	3日	5日	7日〜
術後出血・循環不全	→→→→→→→→→→→→→→→ ······►					

術後出血

　手術による切開で損傷した組織から出血をきたします。手術が終了し、閉創する際には十分に止血が行われますが、その後も微量の出血が持続し、出血量が増加した状態を**術後出血**と呼びます。ドレーンが挿入されている場合には、排液の性状と量を観察します。一般に100mL/h以上の出血が続く場合は、特に注意を要します。また、少量の出血であっても経時的に量が増減する場合や、淡血性だった排液が再び鮮血色に変化するような場合にも注意が必要であるといえるでしょう。

　種々のドレーン類の目的については後に述べますが、閉塞や屈曲、あるいは破損、使用方法の誤りによって正しくドレナージされていないこともありますので、ドレーンそのものの仕組みを理解して確認をすることも大切です。

　さらに、ドレーンが挿入されなかった手術でも、術後出血をきたす可能性はゼロではなく、ドレーンが挿入されていなくても、出血の兆候に気づくことができる観察が重要となります。例えば、ガーゼ汚染の拡大や、腹部の膨満（腹腔内の出血）、著明な皮膚の色調不良、十分な酸素吸入下での酸素化不良、四肢の冷感、持続的にヘモグロビンが減少するなどといった場合です。多量の術後出血では、循環動態の破綻をきたす（出血性ショック）ため、早期に発見することが重要となります。

　血小板の減少、術前の抗凝固療法、術後の高血圧は術後出血のリスクを上昇させます。また、心血管系の手術や骨の手術などで大量の出血が予測される際には、あらかじめ輸血や自己血を準備して手術に臨みます。

循環不全

　術直後から発生しやすい合併症で、不整脈や虚血性心疾患、急性心不全、高血圧、ショック（出血性ショック）などがあります。

　いずれの合併症も、重症化したり症状が持続することで、組織への栄養・酸素の供給不足や心拍出量の減少を呈しますが、原因や機序は異なるため、兆候を正しく観察し、正確にアセスメントできなければなりません。

　中でも不整脈は、発生頻度が比較的高く、出血・循環血液量減少や疼痛にともなう頻脈、補液による酸塩基平衡や電解質バランスの変調、循環器疾患の既往がある場合には、特に注意を要します。

循環動態のモニタリング

　循環動態のモニタリング項目について次に示します。

・脈の触知
・心音の聴取
・四肢末梢部の触診
・血圧
・心電図モニター
・体温
・尿量（腎機能と合わせて評価し、術後24時間は時間尿0.5〜1mL/kg以上を目安とする）
・出血量

　また、周手術期は経口的に水分を摂取しない期間の水・電解質の補給を輸液で行い、出血や排液による循環血液量の減少、傷害された臓器の浮腫やサードスペースへの非機能的細胞外液貯留などが起こります。さらに、術中から術直後にかけて抗利尿ホルモン、アルドステロンの分泌によって尿量が減少し、水やナトリウムが体内に貯留されるなど体液のバランスが変化しやすい状態にあります。循環動態を安定させるためには、体液管理が不可欠であり、体液バランスと輸液の管理が重要になります。

体液バランスのモニタリング

　体液バランスのモニタリング項目について次に示します。

・水分出納のチェック (Intake：輸液量・飲水量など、Output：尿・ドレーンやカテーテルからの排液量・出血量など)
・血液・生化学検査 (Ht、TP、腎機能、血漿電解質)
・動脈血液ガス検査
・尿検査
・中心静脈圧　など

▼電解質の基準値と異常に伴う諸症状

電解質	基準値	高値時の症状	低値時の症状
ナトリウム (Na)	135〜147 mEq/L	乏尿、微熱、口渇、けいれん、嘔吐	頭痛、全身倦怠感、悪心、意識レベル低下、知覚異常、腱反射の減弱、浮腫
カリウム (K)	3.5〜5.0 mEq/L	四肢のしびれ、筋脱力感、弛緩性麻痺、心電図変化 (テント状T波)、血圧低下、心停止	倦怠感、食欲不振、嘔吐、麻痺性イレウス、意識障害、心電図変化 (T波の平坦化)
カルシウム (Ca)	8.5〜10.0 mg/dL	筋緊張低下、記憶障害、言語障害、テタニー*、反射亢進、筋力低下	テタニー、イライラ感、顔面筋肉けいれん、知覚障害、心電図変化 (QTの延長)
リン (P)	2.5〜4.5 mg/dL	(低カルシウム血症を伴う場合) テタニー、反射亢進、筋力低下	筋脱力感、けいれん、胸痛、深部腱反射低下、知覚異常、中枢神経障害、骨格筋障害、胃腸運動低下
マグネシウム (Mg)	1.8〜2.6 mg/dL	刺激伝導異常、筋緊張低下、心収縮力低下、低血圧、昏睡、呼吸不全	テタニー、けいれん、せん妄、四肢知覚障害、精神症状、心電図異常

▼動脈血液ガス分析 (ABG) の基準値

動脈血酸素分圧 (PaO_2)	80〜100 mmHg
動脈血炭酸ガス分圧 ($PaCO_2$)	35〜45 mmHg
pH	7.35〜7.45
動脈血酸素飽和度 (SaO_2)	95〜100 %
重炭酸イオン濃度 (HCO_3^-)	22〜26 mEq/L

＊**テタニー**　電解質バランスの異常によって起こる四肢の筋攣縮などの神経症状。

深部静脈血栓症(DVT[*])

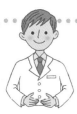

手術にともなう臥床安静や麻酔による筋弛緩作用によって静脈還流が障害され、血液がうっ滞することで血栓が形成される合併症を**深部静脈血栓症**といいます。日常的には、ロングフライト症候群（エコノミークラス症候群）や、震災時の車中泊での問題で耳にしたことがあるかもしれません。

▼深部静脈血栓症

	術中～直後	術後1日	2日	3日	5日	7日～
深部静脈血栓症						

血栓形成の3大誘発因子

血栓形成の3大誘発因子を次に示します。

・血流の停滞
・静脈内皮の障害
・血液凝固能の亢進

症状

深部静脈血栓症の症状を次に示します。

・下肢全体の腫脹・緊満感・不快感、鈍痛
・表在動脈の怒張
・皮膚の色調変化（紫色、赤色）
・足関節背屈時の腓腹筋部の痛み（Homans徴候）
・膝窩部の痛み　など

　骨盤・下肢の深部静脈、特に腓腹部に好発し、下肢の静脈血栓が遊離して肺動脈が狭窄・閉塞する肺血栓塞栓症は、重篤な合併症です。肺血栓塞栓症は、術後の臥床状態から第一離床を試みる際に発生しやすく、離床援助においては異常の早期発見が重要となります。

＊**DVT** Deep Venous Thrombosisの略。

予防

　手術中から間欠的空気圧迫装置（フットポンプ）や弾性ストッキングを使用し、術後には早期離床、足関節背屈運動、適切な水分補給を行って予防します。高リスク患者では、下肢静脈エコー検査で精査し、血液検査で**D-dimer**値が高値の場合には、すでに血栓が形成されている可能性があるため観察を強化する必要があります。

　一般に多くの手術では、手術翌日にはフットポンプを、術後の離床で歩行が自立すると弾性ストッキングを除去することが多いですが、いくつかの手術では、退院まで弾性ストッキングを装着

することでDVTの発生確率を有意に下げることができたとの報告もあり、除去にあたっては術式の特徴や個人要因を慎重に検討し、判断することがより安全であるといえるでしょう。

　弾性ストッキングを装着する際には、あらかじめ患者の下腿径を測定し、適当なサイズのものを使用します。サイズが大きすぎると十分な圧迫効果が得られず、また、小さすぎると装着時の苦痛や圧着による皮膚損傷を誘発することにつながります。

column

医療関連機器圧迫創傷（MDRPU）

　治療に必要な医療器具・機器によって引き起こされる皮膚の圧迫障害（MDRPU）を知っていますか？　弾性ストッキングによる圧迫、SpO_2を測定するプローブの持続的な装着、気管チューブや酸素マスクによるものに加えて、ドレーンやチューブが不適切に固定されたり身体の下敷きになっていたり、皮膚の上に乗っているだけでも引き起こされる可能性があります。手術中から術後にかけては、臥床時間が長く、手術によるむくみや低栄養状態によって皮膚の損傷をきたしやすい脆弱な状態になっており、定期的な観察や除圧、チューブやカテーテルの整理、ベッドシーツのしわをこまめに取り除くことなども重要なケアとなります。

術後イレウス（消化器合併症）

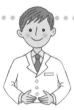 腸管の機械的な閉塞、あるいは腸管運動の障害から生じる腸管内容物の通過障害状態を**イレウス**と呼びます。手術部位や麻酔によって程度の差はありますが、術後は術後合併症としてのイレウスのリスク状態にあります。

▼術後イレウス

	術中〜直後	術後1日	2日	3日	5日	7日〜
術後イレウス	┈┈┈	┈┈┈▶		━━━━━▶	┈┈┈	┈┈▶

術後イレウス

　全身麻酔による手術後は、腸蠕動運動が一時的に停止し、腸管麻痺状態になっており、これを**生理的イレウス**と呼びます。通常、小腸では術後数時間、胃では術後1〜2日、大腸では術後2〜3日で蠕動運動が回復し、徐々に排ガスや排便がみられますが、何らかの要因により腸蠕動運動の回復が遅滞し、腸管麻痺が続く場合には術後イレウス（麻痺性イレウスや機械性イレウス）を疑います。

要因

　術後イレウスの要因について次に示します。

・開腹操作による腸管の刺激
・ショックなどによる腸管の虚血
・麻酔や鎮痛薬による蠕動運動の抑制
・腹腔内感染などの炎症
・栄養・体液補充の不足や電解質異常
・高齢
・低酸素血症
・術後の身体運動の低下　など

症状と所見

　術後イレウスの症状と所見について次に示します。

・腹部膨満感
・嘔気・嘔吐
・腹痛
・胃管チューブからの排液の逆流
・腸蠕動音の消失や金属音
・腹部レントゲン検査でのニボー像
・脱水症状や電解質バランスの異常　など

▼腹部単純腹部単純X線写真における腸管ガス貯留像

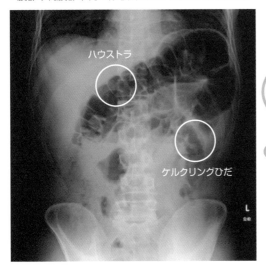

大腸ではハウストラ（結腸膨起）と呼ばれる大きな膨らみが、小腸ではケルクリングひだと呼ばれる輪状の細かい襞がみられる。

▼ニボー像（鏡面像：水平の液面形成を伴うイレウス所見）

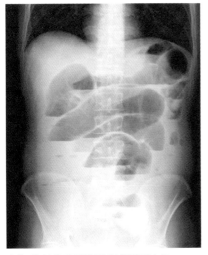

出典：第104回看護師国家試験問題より

観察と治療

症状と所見に関する観察と評価を行い、体位変換や早期離床、腹部（腰背部）の温罨法<ruby>温罨法<rt>おんあんぽう</rt></ruby>などといった腸管蠕動を促進する援助を行います。術後イレウスをきたしてしまった場合は、絶食の措置をとりながら腸管運動を促進する薬剤の投与や輸液による栄養補給、水・電解質の補給を行います。

また、必要に応じて胃管チューブやイレウスチューブによる減圧ドレナージといった内科的治療やイレウス解除術といった外科的治療が施される場合があります。

脊髄くも膜下麻酔による手術でも腸管蠕動は抑制されるため、同様の観察が必要です。また、消化管以外の手術でも麻酔時間が長くなるほど術後イレウスをきたすリスクは高くなるため、手術中の情報として麻酔・手術時間を把握しておくことも重要になります。

下部消化管の開腹手術を受けた高齢者など、特にリスクの高い患者は、日常的な身体運動の不足や不適切な栄養管理によって退院後にもイレウスを引き起こすことがあります。こうした患者においては、食生活や運動習慣など規則正しい生活に関する退院支援を行うことが望ましいでしょう。

単純Ｘ線写真読影のポイント

多くの入院患者が受ける検査にレントゲン検査があります。特に胸部・腹部の単純Ｘ線検査は、術前検査や術後合併症の精査をはじめ、その他の入院時にも接する機会の多い画像です。しかし、これらの読影を得意とする看護師は少なく、こうした実情は、健康への影響は少ないとはいえ患者が日々、微量の放射線の医療被曝を被りながら検査を受けた恩恵が十分に得られないといいかえることもできます。そこで、胸部・腹部の正面像における基本的な確認項目について、説明しておきます。

●胸部の正面像
目的：肺野および縦郭・心血管陰影の変化の描出。
確認するポイント：心臓の位置、大きさ、形態、縦郭拡大の有無。
大血管の位置、大きさ、形態。
肺門の位置（正常では左がやや高い）、大きさ。
肺の膨らみの程度、肺野の濃度、左右差、異常陰影の有無。
横隔膜の位置（正常では右がやや高い）、大きさ。
胸膜の異常の有無：特に肋骨横隔膜角。
上腹部の異常の有無：腹腔内遊離ガスの有無。
骨格の異常の有無。

一般的な立位正面像と、術後や緊急時にベッド上で撮影をするポータブル撮影では、照射・撮影条件が異なるため、比較や判断には注意を要します。

●腹部の正面像
目的：肝臓、脾臓、腎臓、腫瘤陰影、腸管ガス貯留像、腹腔内遊離ガスの観察
確認するポイント：遊離ガス（free air）はないか。
気体液面像（ニボー像）はないか。
肺底部、横隔膜、腹腔内に異常はないか。
腸管内ガス像の確認。
異常な腫瘤陰影や臓器の腫大の有無。
結石などの石灰化像の有無。
骨格の異常の有無。
下肺野、皮下組織などの確認。

術後感染

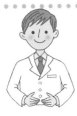 **術後感染**とは、手術後に発生する感染症で、通常、術後30日以内に発症するものをいいます。

術後感染は、手術操作が直接及ぶ創部などに発症する**手術部位感染**（SSI：Surgical Site Infection）と、手術に関連して手術部位以外に発症する**術野外感染**（RI：Remote Infection）に大別されます。

▼術後感染

	術中～直後	術後1日	2日	3日	5日	7日～
術後感染	‥‥‥‥‥‥‥‥‥‥‥‥‥▶ ━━━━━━━━━━━━━━━━━▶					

手術部位感染

手術部位感染には、術中に開放された消化管や皮膚の常在菌の関与が強く示唆されています。手術中の感染を予防する方法や手術部位感染の影響要因については、chapter 3（手術中の看護）も参考にしてください。

術後感染の防止策として、抗菌薬の予防投与がなされるほか、身体を清潔に保つためのケアを実施します。

術直後には**吸収熱**と呼ばれる、術中・術後の出血、浸出液、壊死組織や組織の分解産物を吸収する際にみられる発熱を認めることがあるため、創部などの局所と全身の感染兆候、熱型、検査所見を総合的にアセスメントできることが重要になります。また、手術によって体内に人工物を挿入した場合には、恒久的に晩期感染の可能性があるため、感染兆候を患者自身が理解し、状況に応じた対処行動がとれるように、また日常的な感染予防行動を身につけられるように支援することも必要です。

代表的な術野外感染

代表的な術野外感染を次に示します。

・血管内カテーテル関連血流感染（CRBSI*）：多くが中心静脈カテーテルに関連している。
・尿路感染（UTI*）：膀胱留置カテーテルに関連した感染症が多い。
・人工呼吸器関連肺炎（VAP*）：術後も人工呼吸器を必要とする患者では注意が必要となる。

＊ **CRBSI**　catheter-related blood stream infectionの略。
＊ **UTI**　urinary tract infectionの略。
＊ **VAP**　ventilator-associated pneumoniaの略。

患者が創部を見ることの意義

切開によってできた傷口や、手術による切除で身体の形態機能（ボディイメージ）に変化が生じた際、患者が自らの目でそれを確認することはとても勇気がいることです。しかし、こうした変化を自分の目で確かめることは、それを受け入れるための第一歩であり、経過が良好であることを伝えながらそれを後押しすることも大切な看護です。

形態機能の変化を受け入れることができて初めて、術後の生活への適応に向けた準備ができ、必要なセルフケアの獲得に前向きに取り組めるようになります。また、創部の異常やその際の対処方法などが理解できれば、退院後の自宅での療養生活をより安心して送ることができるようになります。

術後の栄養摂取とBacterial Translocation：BT

術後の回復には適切なエネルギー摂取が欠かせませんが、身体侵襲の大きな拡大手術などでは長期間にわたり経口摂取が困難となることもあり、このような場合には、経静脈栄養が行われます。しかし、経静脈栄養への依存が長期化するとカテーテル関連血流感染（CRBSI）のリスクが上昇するだけでなく、腸粘膜が萎縮し腸内細菌が粘膜バリアを通過して体内に移行する「Bacterial Translocation」を引き起こす要因となります。これは、敗血症や多臓器不全などの重篤な合併症をもたらす原因となるため、経口摂取ができない場合の経静脈栄養には、手術部位に悪影響のない方法で経腸栄養を併用することが望ましいとされています。

創傷の治癒過程と創傷管理

手術による切開などによってできた創傷の治癒過程は、大きく炎症期（手術直後から4日目頃）、増殖期（術後4日目頃から21日目頃）、成熟期（術後21日目頃以降）の3段階に分かれます。また、創傷治癒に影響する因子には、患者の年齢や栄養状態、血液凝固能や糖代謝の異常、薬物の使用状況などといった全身的因子と、創傷を管理する環境などからなる局所的因子があります。近年では、非感染創への消毒薬の使用は、創傷治癒の観点からは避けるべきであることが明らかにされ、創傷の状態に合わせた様々なドレッシング法が行われるようになってきています。創傷管理では、感染の有無を確認するだけにとどまらず、個別的な影響因子と治癒状況、ドレッシング法などが適切であるかどうかといった評価が重要であるといえます。

縫合不全

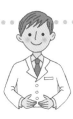

手術での縫合・吻合部が治癒しない状態を縫合不全といいます。皮膚の縫合不全による感染のほか、消化管の縫合不全では内容物が腹腔内に漏れ、腹膜炎を合併して重篤化するため、予防や初期症状の観察が重要になります。

▼縫合不全

	術中〜直後	術後1日	2日	3日	5日	7日〜
縫合不全				→		

縫合不全とは

広くは傷の離開なども含まれますが、多くの場合は臓器（特に消化管）を吻合した部分が治癒しきらずに内容物が体腔内に漏れ出してしまうことを**縫合不全**と呼びます。消化管を例に挙げると、便や消化液が、本来は無菌状態である腹腔内に漏れ出し、腹膜炎や重度の感染症をきたすことになってしまいます。主な症状は発熱や頻脈、腹痛、炎症の再燃などで、特に経口食事摂取を開始した際に発症する危険性が高いです。

そこで重要となるのが、吻合部周囲に留置されたドレーンからの情報です。消化液などの腸管の内容物や、排便のような排液や臭気がみられた場合には、速やかに医師に報告する必要がありま

す。そのままの状態が持続すると、腹膜炎などを併発し重篤化するため、ドレーンが挿入されていない場合や、ドレーンの抜去後であっても、疑わしい所見が見受けられた場合には注意を要します。

下部消化管の手術では、結腸切除術で1％程度、S上結腸切除術〜直腸前方切除術で3〜5％程度発生するとされ、糖尿病や低栄養状態を有する場合には、さらに発生頻度が高くなります。このような場合、一時的にストーマ（人工肛門）を造設し、半年程度腸管の回復を待った後、ストーマ閉鎖術を行うなどの治療を行うこともあります。

ドレーンの目的による分類

ドレーンの目的による分類を次に示します。

▼ドレーンの目的による分類

種類	目的	主なドレーン
治療的ドレーン	ドレーンを用いた治療として挿入する。	脳室ドレーン（水頭症）、胸腔ドレーン（気胸）、PTCD・ENBD（閉塞性黄疸）、イレウス管（腸閉塞）
予防的ドレーン	術後管理として予防的に挿入する。	縦隔ドレーン（心臓手術）、胸腔ドレーン（肺手術）、右横隔膜下ドレーン（肝切除術）、ウインスロー孔ドレーン（胃切除術）、ダグラス窩ドレーン（S状結腸切除術など）
情報ドレーン	術後出血、縫合不全の早期発見のために挿入する。	

主なドレーンの留置部位

主なドレーンの留置部位を次に示します。

▼主なドレーンの留置部位

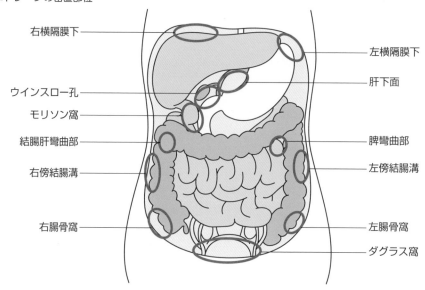

・胃切除術：ウインスロー孔、左横隔膜下
・結腸切除術：右傍・左傍結腸溝、モリソン窩、結腸肝彎曲部、吻合部
・S状結腸切除術：ダグラス窩、左傍結腸溝、吻合部
・直腸切除術：ダグラス窩、吻合部、肛門部
・肝切除術：ウインスロー孔、右横隔膜下
・膵頭十二指腸切除術：肝管空腸吻合部、膵管空腸吻合部、膵管チューブ

ドレーンの観察項目

ドレーンの観察項目について次に示します。

・適切に排液がなされているか：閉塞や漏れはみられないか、吸引の状況など。
・排液の性状：血性、混濁や浮遊物・臭気の有無。
・排液の量：1時間に100mL以上では術後出血に注意する。

・固定や設置の状況：テープ固定の状況、ねじれや屈曲はないか、受動的ドレーン＊では逆行性感染に注意する。
・先端位置のずれ：X線検査などで確認できる。

▼排液の性状

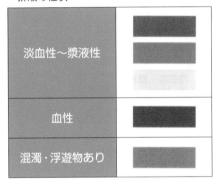

淡血性〜漿液性	
血性	
混濁・浮遊物あり	

● **ドレーンの固定**

　固定用テープを圧着する際は、皮膚を過剰に引っ張ったり、チューブを屈曲・閉塞したりしないように注意します。また、ドレーン固定のテープには、1cm程度の「あそび（茎）」をつくり、Ω型に固定します。患者の状況に応じて、苦痛にならない位置に固定しましょう。

▼ドレーンの固定方法

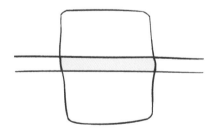

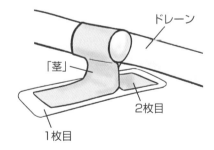

ドレーン

「茎」

2枚目

1枚目

＊**受動的ドレーン**　腹圧や毛細管現象、重力落差などを利用した自然なドレナージ方法。なお、能動的ドレーンとは、専用のバッグや機械を用いて、陰圧で持続吸引するドレナージ方法。

術後せん妄

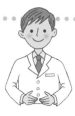

一過性に発症する見当識障害や認知機能障害を**せん妄**といい、手術による侵襲や術前・術後の療養における環境の変化がきっかけとなるものを**術後せん妄**と呼びます。侵襲の大きな手術や、高齢者、術後にICUに入室する患者では、特に発症するリスクが高くなります。

▼術後せん妄

	術中～直後	術後1日	2日	3日	5日	7日～
術後せん妄						

術後せん妄

　手術を契機に発症する様々な精神症状で、器質的な中枢神経障害や認知症などの精神疾患が否定される場合を**術後せん妄**といいます。術後せん妄では、手術侵襲が直接因子となるほか、年齢や性別などの準備因子、療養環境や術後の苦痛、使用薬剤といった促進因子によって発症します。見当識障害や夜間の不眠、つじつまの合わない言動などがみられ、とりわけ**過活動型せん妄**と呼ばれる

状態では、ライン類の自己抜去や転倒・転落などの危険行動に注意が必要です。

　こうした身体損傷や治療上必要な安静が守られないなどの症状は、患者の安全を脅かすだけでなく、術後の回復を阻害することにつながるため、せん妄症状の観察や精神的ケアを行い、安全を確保しながら苦痛を緩和し、生活のリズムを整えられるような環境整備を行うことが重要です。

▼せん妄を引き起こす因子

直接因子

促進因子

・脳神経疾患：脳の器質的な病変、てんかん、血管障害、外傷 など
・熱傷、感染、腫瘍、甲状腺機能亢進あるいは低下、手術侵襲
・代謝障害：腎不全、肝不全、低血糖、高血糖、電解質異常、高アンモニア血症、脱水、BUNの上昇 など
・呼吸／循環障害：心不全、呼吸不全、低酸素血症、不整脈、ショック など
・薬剤：アルコール、非ステロイド系抗炎症剤、ステロイド剤の連日投与、抗コリン薬（抗パーキンソン薬）、抗精神病薬、抗腫瘍薬、コカイン／幻覚薬など

・心理的ストレス
・感覚遮断または過剰
・環境の変化
・ベッド上安静による不動化

準備因子

認知症
高齢
脳血管疾患の既往

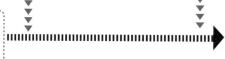

せん妄

出典：週間医学界新聞, 第2950号を参考に作成

術後疼痛

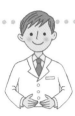

外科的治療である手術において、術後の痛みは避けて通ることのできない合併症です。手術部位や患者の個人差によって、その大きさは異なりますが、患者にとっては耐えがたく、不快で恐怖をもたらし、術後の回復にも大きな影響を及ぼします。

▼術後疼痛

	術中〜直後	術後1日	2日	3日	5日	7日〜
術後疼痛						

術後の急性疼痛

　術後の急性疼痛は、術後24時間程度をピークとし、PCAシステムを用いた鎮痛が広く用いられています。投与経路としては、硬膜外のほか静脈投与も行われることがありますが、効果や副作用、合併症などの一長一短があり、いずれにせよ使用されている薬剤の特徴を知ることやカテーテルの取り扱いに安全を期することが重要となります。術後の急性疼痛は侵害受容性疼痛が主であり、侵害受容器が刺激される頻度、つまり患者が痛みを自覚する頻度が増えるほど疼痛閾値が下降

し、痛みに対して過敏になってしまうという特徴があります。よって、痛みのパターンを詳細に把握し、薬剤による鎮痛効果をうまく活用する予防的な**先制鎮痛**を行うことが重要になります。
　疼痛コントロールのポイントは次のとおりです。

❶疼痛閾値を上げること（薬剤の使用）
❷疼痛刺激を小さくすること（例えば、できるだけ腹圧がかからないような体動時の工夫など）

▼疼痛刺激と疼痛閾値

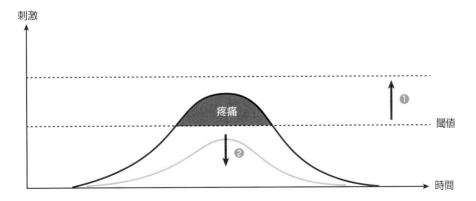

特に高齢の患者では、痛みを我慢しがちで、薬剤を使用することに抵抗を感じていることも少なくありません。患者の基本情報をもとに、指示された用法・用量を守って薬剤を使用することの安全性と疼痛コントロールの必要性について丁寧に説明できるとよいでしょう。

疼痛による術後の回復への影響

疼痛による術後の回復への影響を次に示します。

・浅表性（せんぴょうせい）呼吸となり、深呼吸や排痰行動を抑制してしまう。
・交感神経系を刺激し、脈拍・血圧の上昇、心筋酸素消費量の増大などが起きる。
・睡眠、休息を阻害する要因となり、せん妄などを誘発する。
・交感神経優位の状態では消化管運動が低下し、長期化すると術後イレウスを引き起こす可能性がある。
・痛み刺激によって遊離する生体ホルモンが免疫系を抑制することがある。
・回復への意欲が低下し、早期離床の障害となる。

痛みの観察

痛みの観察項目について次に示します。

・痛みの部位
・痛みの程度：疼痛スケールなどを用いる。
・痛みの性質
・いつ：時間帯およびどのような動作を行うときか。

主観的な症状・訴えである“痛み”を客観的にとらえるために、いくつかの**疼痛評価スケール**を活用することができます。疼痛評価スケールでは、0や10がどのような状態を指すのかを十分に説明し、前回の数値に対して今の数値はどうかといった使い方をすることで、評価者が変わっても変化をより正確に観察することができます。

▼疼痛評価スケールNRS：
Numerical Rating Scale

0 1 2 3 4 5 6 7 8 9 10

数字	痛みの評価
0	痛みなし
1～3	軽い痛み
4～6	中等度の痛み
7～10	強い痛み

鎮痛効果の評価

鎮痛効果の評価項目について次に示します。

・薬剤を投与して効果があったか。
・効果はどの程度持続したか。
・副作用は出現していないか。

鎮痛薬の特徴の理解

　麻薬性鎮痛薬は、高い鎮痛効果と共に副作用症状を訴える患者も少なくありません。NSAIDs（非ステロイド性抗炎症薬）は、広く用いられる一方で腎障害や胃粘膜障害に注意が必要です。近年は副作用の少ないアセトアミノフェン製剤の使用が普及してきています。個々の患者に用いられている薬剤の特徴を踏まえた効果と副作用の観察が重要です。

column

術後に必要な栄養（エネルギー）摂取

　必要エネルギー量の算定には、Harris-Benedict（ハリス-ベネディクト）の式から基礎エネルギー消費量（BEE）を求める方法が広く用いられています。これに患者の活動状況を表す活動係数と、手術の大きさや熱傷範囲、体温などといった侵襲の程度をもとにした傷害係数を乗じることで、おおよその全エネルギー消費量（TEE）を算定することができます。

　過大侵襲を受けた身体が正常に回復するためには、より多くのエネルギーが必要であり、患者の栄養摂取状況が適切であるかどうかを評価することはとても重要です。入院中に提供される病院食は、特別な治療食ではない常食や普通食であっても、そのエネルギー組成は概ね決められているため、食事箋の内容と毎食の食事摂取量の確認から、適切に栄養が摂取できているかどうかを評価することが可能です。

術後の全身観察

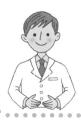

状態が変化しやすい術後の全身状態を正しくアセスメントするためには、系統的でこまやかな観察を行うことが重要です。手順をイメージし、観察の工夫では背部の聴診と硬膜外麻酔の刺入部の観察を同時に行うことで、術後患者の苦痛を最小限に抑えたり、複数の看護師で体位変換を行うことで、チューブやカテーテルの安全な管理に配慮したりすることも可能です。

✚ 術後観察のポイント

術後観察のポイントを次に示します。

▼術後観察の項目と目的・留意点

観察項目	目的・留意点
麻酔覚醒	麻酔からの覚醒遅延の可能性があるため、呼名反応、覚醒状況（未覚醒・半覚醒・全覚醒）の確認を行う。
意識レベル	JCS、GCS。手術侵襲による中枢神経系への影響や、脳神経外科手術の術前・術後の変化を観察する。術後2〜3日頃からは、会話の中から見当識を確認することで、術後せん妄の初期観察につながる。
従命・四肢動作	全身麻酔による不動、体位固定による神経麻痺や、脊椎などの疾患・手術の影響による神経症状、脳血管疾患術後の麻痺などについて観察する。四肢の挙上や離握手などは、両側を同時に行うことで左右差についても観察する。
血圧	術後の循環不全であるショックや高血圧の出現に注意する。可能な限り、末梢静脈点滴や手術による患側を避けた上肢で測定する。
脈拍	術直後は頻脈となるほか、不整脈が出現する可能性もあるため、回数だけでなくリズム不整や結滞の有無についても観察する。
体温	術後の低体温や、吸収熱について考慮し評価する。自覚症状に応じた体温管理（保温またはクーリングなど）を行う。
呼吸回数	麻酔によって呼吸運動が抑制されて呼吸は浅くなり、換気量を維持するために回数が増加する。 換気効率が著しく悪い場合や、予備能力が少ない状態で呼吸負荷が増大すると頻呼吸が過剰になるため、必要に応じた酸素療法や人工呼吸を行う。
呼吸音	麻酔による呼吸抑制や気管内チューブの刺激による気道分泌物の増加など呼吸器合併症の兆候について観察する。呼吸器合併症は、仰臥位の手術や術後の安静臥床によって肺下葉に好発することが多く、背面肺野の聴診も行う。呼吸音の減弱や副雑音が聞かれる場合、胸部レントゲン検査などの所見も確認し、呼吸が浅い場合には定期的に深呼吸を促す。

観察項目	目的・留意点
SpO₂	全身麻酔での手術後は身体の酸素需要量が増加するため、酸素吸入の量、適切な酸素投与の確認とあわせて測定値をアセスメントする。
排痰状況	呼吸の浅表化や術後疼痛によってうまく咳嗽をすることができないために、気道分泌物を排出できなくなり呼吸器合併症の原因となる。
腸蠕動音	麻酔の作用によって引き起こされる生理的イレウスからの腸蠕動の回復を確認する。排ガス・排便の状況などとあわせて腹壁の膨満や腹部のレントゲン検査所見なども確認する。
排ガス・排便	排ガス・排便の状況から消化管活動の回復を評価する。ストーマ造設術などを行った場合には、早期合併症の観察や排便の性状にも注意する。
創部	創部の感染兆候やガーゼの汚染、ドレッシング材の状況を確認する。汚染がひどい場合や固定状況が不十分な場合は、ドレッシング材の交換を検討する。
疼痛	硬膜外麻酔では、使用薬剤、残量（目盛りや重さで確認する）、流量、チューブの固定、刺入部の異常などを確認する。疼痛評価スケールなどを用いて必要な観察を行う。
皮膚の状態	麻酔による不動や手術に必要な体位固定によって起こる皮膚傷害の有無を観察する。手術看護記録の内容を参考にした継続的な観察や、医療機器の装着、術後の安静に関連した新たな皮膚障害の出現に注意し、必要な除圧などを行う。
ドレーン	排液の性状、量とその変化を経時的に観察し評価する。ドレーンの固定状況や屈曲・閉塞などについても確認する。
深部静脈血栓症	深部静脈血栓症の兆候を観察する。弾性ストッキングによる皮膚障害にも注意する。足関節の足背運動や早期の離床、適切な水分出納の維持によって血栓形成の予防に努める。
四肢の冷感	末梢循環の状態を確認する。チアノーゼの出現や強い冷感が生じている場合は報告と対応を検討する。
輸液	示された種類と流量を確認し、現在の輸液療法の目的を理解して観察を行う。刺入部の異常に加えて、テープ固定の状況や接続部のゆるみなどについても観察を行う。尿量などと共に、水分出納が適正であるか評価する。

MEMO

chapter 5

回復を促進するための看護技術

看護援助は、基本的な技術が正しいものであることと同時に、
患者ごとの状況に合った個別的なものであることが重要です。
ここでは、術後の患者に対する看護援助について、
援助の目標や方法、留意点を理解しましょう。

早期離床

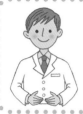

あらゆる術後合併症を予防し、円滑に回復を図るうえで、術後早期の離床は何よりも重要になります。術後の初回離床は、侵襲を受けた身体に様々な負荷を与えることになるため、異常の早期発見に努め、安全な離床を図る必要があります。

患者に合った目標と援助

術後の離床という言葉からは、病室や病棟内を歩行することを思い浮かべる方が多いかもしれません。しかし、元々の患者のADLの違いや受けた手術の種類によって、すべての患者がそれを行えるとは限りません。それぞれの患者の状態や術後に許可された安静度の中で、歩行距離をより伸ばす、ベッドサイドでのセルフケアの面で自立させ

る、臥床時間を減らし座位で過ごす時間を増やす、などといった、個々の患者に合った目標を立てて援助することが望まれます。

また、心臓血管外科に代表される特定の手術後には、リハビリテーションガイドラインが定められているものもあり、それらに沿った安全な離床を進めることが重要となります。

第一離床の手順と留意

術後の第一離床として歩行を行う際には、次のようなことに注意しましょう。

・初回歩行を行うことをチームで共有し、緊急時の対応や中止基準などについて確認しておく。
・あらかじめ離床の前に鎮痛薬を使用することを検討する。
・離床前の全身状態を十分に観察し、ベッド上での体位変換や下肢の運動などを行っても異常がないことを確認する。
・疼痛を増強させない体動時の工夫（ベッドのギャッジアップ機能やベッド柵の活用、創部の支持など）について患者と共に確認する。
・チューブやカテーテル類を整理しておく。
・起立性低血圧に留意し、徐々にヘッドアップを行う。また、必要に応じてこまめに血圧を測定する。

・端坐位や立位になる際に身体介助を行う場合には、身体を支える位置や、患側・健側への配慮など、術式に応じた工夫を行う。
・端坐位の状態で足踏みなどをし、異常がないか確認する。
・初回歩行時は肺血栓塞栓症の発生リスクが高いため、移動式のモニター類を準備するなど、呼吸・循環状態の変化に注意する。
・患者ごとに必要な転倒予防策などを講じる。
・終了後には再度、全身状態の観察を行い、チューブ・カテーテル類の整理やナースコールの位置確認をしてベッドサイドを離れる。

術後に必要な日常生活援助

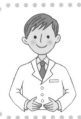
ここでは、術後患者の看護に慣れていない方に向けて、日常的に行われる清潔ケアを例に、術後患者に実施するうえで特に留意したい内容についてまとめました。必要物品や基礎的な看護技術については触れませんが、「術後患者であるという個別性」をケアの中で活かせるようになりましょう。

全身清拭

多くの手術創は術後48時間程度で上皮化が完了します。その後、一般的にドレーン類が抜去されればシャワー浴が許可されますが、それまでの間は、清潔を保持して術後感染を防止し、身体の末梢循環を促すことなどを目的に**全身清拭**を行います。全身清拭は、術後患者にとっての活動の場でもあるため、疼痛に配慮しながら、状況に応じた体位での実施や、現在のADLを最大限に活かした方法を試みます。高齢者や運動器・中枢神経系の手術後では、清拭という行為でそのADLやセルフケア能力を確認・評価することも可能です。また、背部の清拭や更衣を通して全身の皮膚に異常がないかを入念にチェックしましょう。

陰部洗浄

膀胱留置カテーテル挿入中は、尿路感染予防のために必ず毎日実施しなければなりません。カテーテル挿入中は、**陰部洗浄**の機会に挿入部粘膜のびらんやテープ固定による皮膚の異常の有無を観察します。全身清拭と同様に、術後患者の能力に応じた方法を検討し、初回歩行が完了した患者では、トイレに移動して実施するなどの試みによって活動性を高めることも可能です。

その他の看護ケア

　ほかにも、術後患者に行う看護ケアでは次のような留意点を踏まえたり、効果を検討したりすることができます。

●口腔ケア

　細菌叢に覆われた口腔内の環境を清浄化するためには、術後の絶食中であっても口腔ケアを行うことが重要です。患者の状況に合わせて、ベッド上または洗面所に移動して実施します。必要な介助も含め、離床の目標を立てながら洗面所への移動方法などについても検討するとよいでしょう。

●洗髪

　洗髪を行う際には、創部への刺激や圧迫に配慮して体位を検討します。体動を伴う際には疼痛が増強する可能性があるため、必要な鎮痛を図ったり、体位や所要時間について患者と共にあらかじめシミュレーションを行ったりすることも有効です。

●手浴、足浴

　身体の清潔を保つだけでなく、代替補完療法として末梢循環の促進や温熱効果が副交感神経を優位にし、疼痛の抑制、腸蠕動の促進、夜間の良眠、ストレスの軽減などの効果が期待できます。

chapter 6

退院に向けての看護・継続看護

手術目的の入院においては、合併症や苦痛がなく安全・安楽に
手術を終えられることが大きな目標である一方、
退院が患者の最終ゴールではありません。
退院後、術後の身体状況に合わせて新たな生活様式に適応し、
できる限り従来のその人らしい生活を送るための支援方法について、
早期から継続的に検討される必要があります。

手術によってもたらされる身体変化

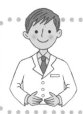

手術の目的には、救命、根治的治療、症状緩和（姑息的治療）などがあります。目的を問わず、手術は身体への侵襲を伴い、また、臓器や組織の摘出・切除によって身体の形態が変化し、機能の一部を喪失することも少なくありません。

手術前後の身体的変化と生活への適応

術後には、病変と共に切除した組織が担っていた機能も失われ、ときには容貌や外見（ボディイメージ）の変化を体験し、術後数か月から数年にわたって障害を抱えて生活することになる場合もあるため、それらを受け入れ、術後の生活に適応することが課題となります。そういった患者を支援するには、切除臓器の構造・機能を理解しておくことが重要です。

▼術前術後の療養経過と患者の身体症状の変化

療養の場	自宅		病院		自宅
患者の療養経過	受診	入院	手術	退院	自宅での療養
術後の回復過程			傷害期　→　転換期　→　筋力回復期		
症状の変化			手術に伴う症状 創部痛・ドレーン挿入痛・倦怠感など 手術による機能喪失に伴う症状		
		疾患に伴う症状			

出典：雄西智恵美・秋元典子編. 周手術期看護論. P.231, 図Ⅵ-1, ヌーヴェルヒロカワ, 2014年

術後患者にとってのセルフケアの重要性

術後、退院を迎える患者は、手術という課題を克服した達成感や、病巣を切除したことによる生命再生感を体験するといわれています。一方、多くの患者は身体の一部や臓器を切除したり、体内に人工物を埋め込んだりしての退院となるため、患者にとって、手術で治療が完結することは少な

く、退院後も治療や健康管理を継続して実施していかなければなりません。

手術によって変化した身体機能を認識し、喪失あるいは低下した機能を補完するためのセルフケア能力を獲得することが、患者のQOL向上には重要となります。

手術に伴う身体機能の変化と
必要となるセルフケア能力

例えば胃切除術では、胃の貯留機能の喪失、胃液分泌の喪失、噴門による逆流防止機能の喪失などが起こります。その場合、術後に必要なケアとしては、貯留能力喪失に応じた食事のとり方や調理方法の調整、逆流性食道炎を予防するための適正な体位保持の実施、胃酸の喪失により生じる鉄欠乏性貧血に対する服薬管理、そして通院治療等の対処行動の確立などが挙げられます。また、がんに罹患したことによる再発や転移などの不安のコントロールや、受診・治療の継続も重要です。

下図のような胃切除術（幽門側胃切除術）では、手術によって幽門という胃の構造上の特徴が失われ、胃の容積も大きく減少します。切除された胃の形態が時間経過と共に元に戻ることはなく、手術後は、形態が変化し、機能が低下した「新たな胃」で、問題なく日常生活を送るための行動変容や適応が必要となります。

▼胃切除術

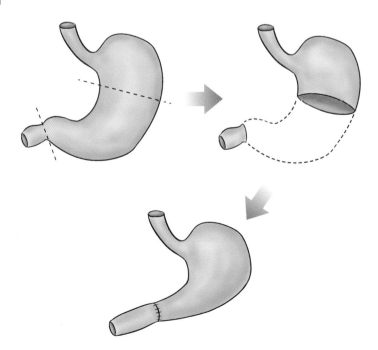

▼手術による身体機能の変化と、必要となるセルフケア能力

臓器別疾患	手術による身体機能の変化	必要となるセルフケア能力	
脳血管疾患	意識障害、運動障害、知覚障害など	機能訓練、補助具使用の習熟	病気に対する不安の調整、ボディイメージの修正、日常生活の調整、自己モニタリング、受診・治療の継続
感覚器疾患	視力低下・失明、失声など	代用音声などコミュニケーション用具の習熟、危険防止の対策	
呼吸器疾患	活動耐性の低下、呼吸機能低下、感染リスクなど	活動と休息の調整、感染防止など	
循環器疾患	活動耐性の低下、循環障害のリスク、感染・出血傾向のリスク	活動と休息の調整、内服管理、食事や体重の管理	
消化器疾患	咀嚼・嚥下・貯留・消化・吸収障害、排便コントロール機能の低下・喪失、排便経路の変更など	機能変化に応じた食事の食べ方、食品の選択、排便パターンの調整、ストーマケア、衣類の選択・調整など	
腎・泌尿器疾患	排尿コントロール低下・喪失、尿路の変更など	ストーマケア、排尿パターンの調整、尿路感染防止	
運動器疾患	筋力の低下、関節可動域の制限、感染リスクなど	活動量の調整、補助具使用の習熟、生活の再構築、機能訓練の継続	

出典：雄西智恵美・秋元典子編，周手術期看護論，表Ⅱ-4を改変，ヌーヴェルヒロカワ，2014年を参考に作成

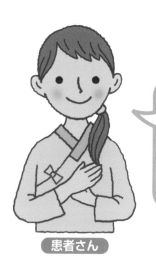

手術が無事に終わって一安心。身体が元気になり、気持ちにも余裕が出てきたところで退院後の生活に心配や疑問を抱くようになりました。入院中の私たちは、面会に来る家族よりも長い時間を看護師さんと一緒に過ごしています。信頼する看護師さんから専門的なアドバイスを受けられることは、何よりも安心で今後の生活への自信にもつながります。

患者さん

退院に向けた継続看護

　手術を受け退院する患者とその家族は、苦痛な症状ばかりでなく、生活をしていくうえでの様々な困難を経験することになります。

　こうした患者と家族が、よりQOLの高い生活を手に入れるためには、医療者の専門的な援助が重要となります。

　例えば、運動器疾患の術後には、退院後もリハビリテーションを継続することがしばしば必要になります。その際、通所でのリハビリテーションのほか、それを目的とした転院や自宅への訪問リハビリテーションを検討することも少なくありません。また、がんなどの手術後は、手術時の病期によって退院後の比較的早期から抗がん剤などの治療を開始することもあります。こうしたケースでは、患者の従来の生活をベースに、継続すべき医療を加味しながら、その後の生活設計を検討・支援する必要があります。そして、このような場合には、患者・家族の望む理想の生活像と、医療・看護の観点からみた患者の状況を、医療者間で詳細に共有できることが重要です。

手術で変化した身体能力への適応の重要性

　退院後の患者と家族は、身体機能の変化に応じた生活の仕方と体調管理の困難さを感じ、苦痛や不便を感じながら生活していること、良好な体調コントロールがQOL向上につながることが実証されています。

　そこで、退院後に患者自身が必要なセルフケアを獲得することを第一に、それが困難な場合には家族に対して患者ケアに関する教育を行ったり、利用可能な社会資源について検討したりする必要があります。その際には、家族の身体・心理・社会面への影響や家庭への経済的負担などについてもよく考える必要があります。

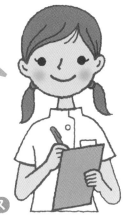

患者とその家族が、QOLがより高い生活を送れるように、手助けすることが重要です。

新人ナース

退院後の生活についてのアセスメント

退院後の生活のアセスメント項目について、次に示します。

・療養に対する患者の意思、家族の意思
・退院後に必要とされる医療
・安全で安心な生活の継続

退院後の療養上の課題と活用可能な人的・物的資源を明らかにして対応策を検討します。療養の主体者である患者が、どのように生活していきたいのか、家族はどのように考えているのかをアセスメントし、退院後の生活を整えます（医療と生活の継続）。これには、患者・家族がどのような生活を望んでいるのか、また、それにひもづくこれまでの生活はどのようなものであったのか、療養に関わる意思決定を行う患者・家族のパーソナリティはどのようなものなのか、といった情報収集がとても重要です。これらを把握するための関わりやプロセスには、できる限り早い時期から取り組むべきであり、退院支援は手術患者の入院時から始まっているといっても過言ではないのです。

▼療養経過に沿った体調管理と新しい生活様式獲得のための援助目標

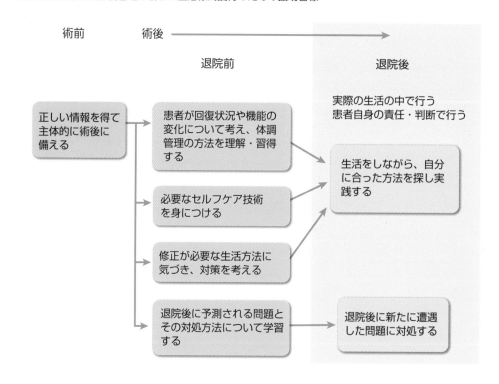

出典：雄西智恵美・秋元典子編, 周手術期看護論, P.237, 図Ⅵ-4, ヌーヴェルヒロカワ, 2014年を参考に作成

110

索引

参考文献

● 『成人看護学 周手術期看護論 第3版』雄西智恵美・秋元典子、ヌーヴェルヒロカワ、2014年

● 『成人看護学 成人看護技術 改訂第2版』野崎真奈美・林直子・佐藤まゆみ・鈴木久美、南江堂、2017年

● 『系統看護学講座 別巻 臨床外科看護総論』矢永勝彦ほか、医学書院、2011年

● 『看護の現場ですぐに役立つ術前・術後ケアの基本』大口祐矢、秀和システム、2016年

● 『ナーシング・グラフィカ 老年看護学2 高齢者看護の実践 第4版』堀内ふき・大渕律子ほか、メディカ出版、2015年

● 『ナーシング・グラフィカ 成人看護学4 周術期看護 第3版』中島恵美子、メディカ出版、2016年

● 『高齢者と成人の周手術期看護2 術中／術後の生体反応と急性期看護 第2版』竹内登美子、医歯薬出版、2012年

● 『新 周手術期看護ガイドブック』宗廣妙子・片岡美樹ほか、中央法規、2019年

● 『エキスパートナースガイド 術後ケアとドレーン管理』竹末芳生・藤野智子、照林社、2009年

● 『よくわかる 周手術期看護』石塚睦子、学研プラス、2017年

● 『プチナース 2019年5月臨時増刊号 (Vol.28 No.6)』照林社、2019年

● 『画像解剖に基づく単純X線写真の撮影法と読影のポイント』黒木一典、古川博明、シービーアール、2009年

● 『手術看護 術前術後をつなげる術中看護』草柳かほる、山口紀子、峯川美弥子、医歯薬出版、2018年

● 『オペナース 2014年7月号 (第29巻 7号)』メディカ出版、2014年

● 『手術とからだ 神様は天の邪鬼』辻秀男、中央公論社、1996年

MEMO

【著者】

兒嶋 章仁 (こじま あきひと)

関西医療大学保健看護学部保健看護学科　講師
2004年　愛知医科大学看護学部看護学科卒業（看護師・保健師）
2004年　りんくう総合医療センター市立泉佐野病院（現　地方独立行政法人りんくう総合医療センター）　看護師
2011年　関西医療大学保健看護学部保健看護学科　助手
2014年　同　助教
2015年　和歌山県立医科大学大学院保健看護学研究科博士前期課程　修了
2019年より現職

【編集協力】株式会社　エディトリアルハウス

【キャラクター】大羽　りゑ
【本文図版】タナカ　ヒデノリ

看護の現場ですぐに役立つ
周手術期看護のキホン

発行日　2020年 7月10日　　　第1版第1刷

著　者　兒嶋 章仁

発行者　斉藤　和邦
発行所　株式会社　秀和システム
　　　　〒135-0016
　　　　東京都江東区東陽2-4-2　新宮ビル2F
　　　　Tel 03-6264-3105（販売）Fax 03-6264-3094
印刷所　三松堂印刷株式会社　　　　　Printed in Japan

ISBN978-4-7980-5214-4 C3047